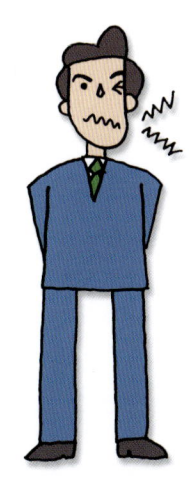

ブラキシズム

歯ぎしり・咬みしめは危険!!

牛島　　隆
栃原　秀紀　著
永田　省藏
山口　英司

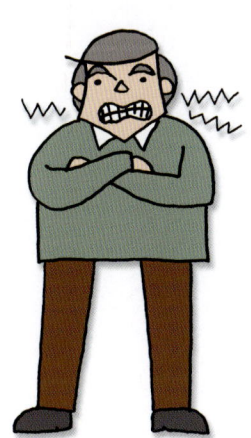
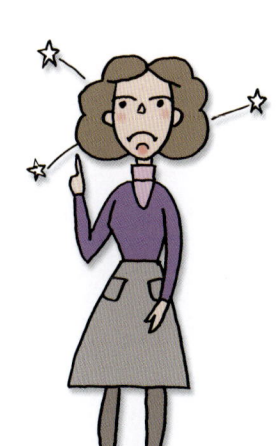

医歯薬出版株式会社

もくじ

- ●第2版の発刊にあたって…………3
- ●はじめに…………5
- ① "ブラキシズム" を知っていますか？…………6
- ②ブラキシズムはどうして問題なの？…………8
- ③ブラキシズムは発見しにくい！…………12
- ④チェックしてみましょう…………14
  - あなたはどのタイプ？…………18
- ⑤ブラキシズム・タイプ別特徴…………20
  - 歯ぎしり型（グラインディングタイプ）…………20
  - 咬みしめ型（クレンチングタイプ）…………22
  - きしませ型（ナッシングタイプ）…………24
  - 混合型（コンプレックスタイプ）…………25
- ⑥なぜ発見することが大切なのか？…………26
- ⑦歯科医院で行うブラキシズムへの対応…………28
- ⑧家庭で行うブラキシズムへの対応…………30
- ⑨睡眠時無呼吸症候群（SAS）…………32
- ⑩日中の咬みしめ（歯牙接触癖－TCH）…………34
- ⑪子どもの歯ぎしり・悪習癖…………36
- ⑫ブラキシズム以外の悪習癖…………38
- ⑬ブラキシズムの研究から…………40
- ●あとがき…………41

コラム
- ・骨の隆起：これって歯肉の腫瘍?……11
- ・防げるむし歯と歯周病……29
- ・歯がなくなってもなくならないブラキシズム……33

第2版の発刊にあたって

　私たちは2008年に『ブラキシズム－歯ぎしり・咬みしめは危険！！』を執筆し，多くの方に患者さんへの説明用として活用していただいたり，待合室に置いていただいたりしました．その後も研究を重ねるなかで，新たにわかってきたことや知っておいていただきたいことなどをもう一度整理したいと思い，改訂版として発刊することにいたしました．

　最近は歯を残す歯科医療の進歩や，健康への意識の高まりから，高齢になっても多くの歯が残っている方が増えてきています．その一方で，いまでも歯ぎしりや咬みしめが原因で，歯が欠けたり折れたりして歯を失う方や，義歯が壊れたり詰めものや被せものが外れた方がひっきりなしに歯科医院を訪れています．その多くが破壊的なダメージを受けてしまっているため，治療を受けていただくことになるのですが，残念なことに何年かすると，また同じ原因でトラブルを起こすことが非常に多いようです．

　問題はブラキシズムが無意識のうちに行われ，そのことに患者さんが気づいていないことです．残念ながら根本的な原因を取り除くことはかなり難しいのですが，まずはブラキシズムを意識することが解決の糸口になることを私たちは多く経験しています．

　本書が今後も多くの方々のブラキシズムの気づきに役立てば幸甚です．

2016年　春

牛島　　隆
栃原　秀紀
永田　省藏
山口　英司

はじめに

　"歯ぎしり"については皆さんよく知っていることと思いますが，"咬(か)みしめ"についてはいかがですか？"歯ぎしり"や"咬みしめ"で歯を失うことがあるということをご存じでしょうか？

　昔から「歯を食いしばる」とか「歯ぎしりをする」という言葉は，「我慢をする」とか「いらいらする」というような意味で，日常的に慣用句として使われてきました．

　歯には食べる，発音するという役割のほかにも，歯ぎしりをすることで精神的なストレスを発散する役目もあると言われています．けれども，過度の"歯ぎしり"や"咬みしめ"は，「ギリギリ」音が鳴って周囲の人の迷惑になるというだけではなく，口の中や周囲の組織に大きな影響を及ぼし，歯を失う原因にもなりかねないのですが，そのことはまだあまり知られていません．

　"歯ぎしり"や"咬みしめ"のことを総称して"ブラキシズム"というのですが，私たちはこの"ブラキシズム"について，歯科医院に来院される患者さんを通じて，その実態や影響を研究しています．まだすべてを解明できたわけではありませんが，研究からわかってきたことを，この本で，わかりやすく解説してみようと考えました．

　ブラキシズムのことをもっと知っていただくことで，歯を守り，いつまでもご自分の歯でおいしく食事をし，明るい笑顔で，楽しい人生を送っていただきたいというのが，私たちの「ねらい」であり，「願い」なのです．

2008年　夏

牛島　　隆
栃原　秀紀
永田　省藏
山口　英司

1 "ブラキシズム"を知っていますか？

●ブラキシズムとは？

　"ブラキシズム"という言葉をお聞きになったことはありますか？
　あまり聞きなれない言葉かもしれませんが，"ブラキシズム"とは歯科で使われる専門用語で，お口やその周辺の器官にみられる習慣的な癖（専門的には非機能的動作あるいは口腔習癖といいます）の一つです．

●代表的なブラキシズム

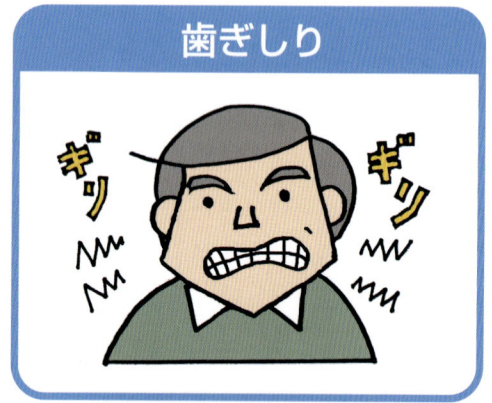

歯ぎしり

歯をギリギリこすりあわせる

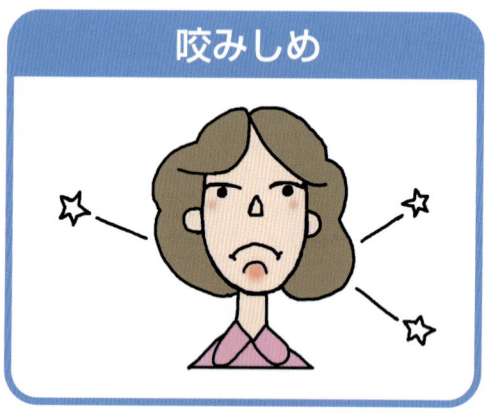

咬みしめ

歯を咬みしめる

　歯ぎしりは睡眠中に行っています．ですから，自覚することは少なく，周囲の人に知らされて，はじめて気づくことがほとんどです．
　一方，**咬みしめ**は，日中・夜間にかかわらず，無意識のうちに歯を食いしばってしまうものです．
　これらを総称して**ブラキシズム**といいます．

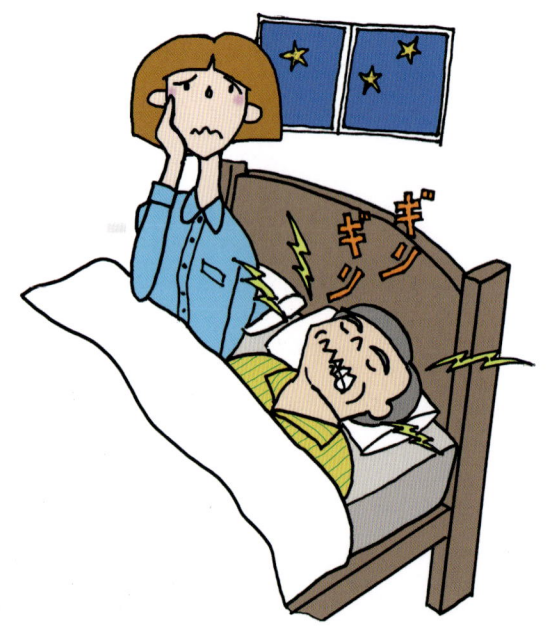

6

●とても怖いブラキシズム

印刷会社に勤めているMさん（52歳）

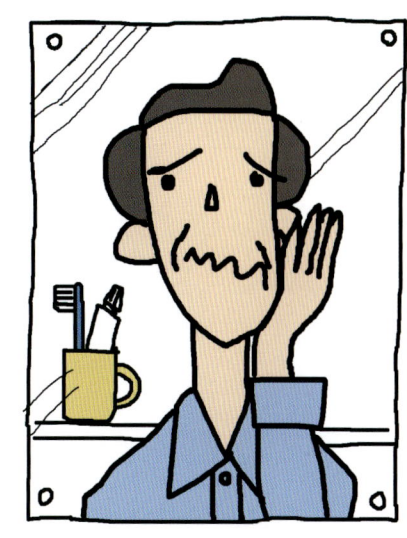

　朝起きると，突然歯ぐきが腫れていました．奥歯がぐらぐらして，ご飯もろくに食べられない……．
　しかもがまんできない痛みでした．

　以前から冷たいものにしみていたようです．
　X線写真をとってみたら，歯が真っ二つに割れていて，歯ぐきが化膿していました．

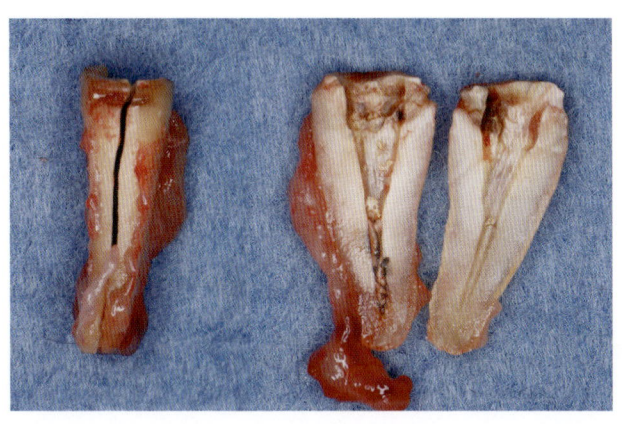
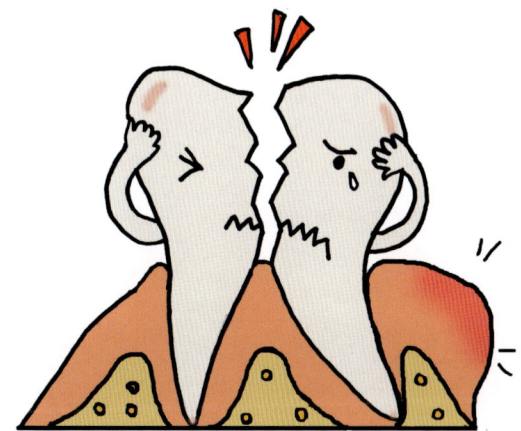

「そういえば，家族から歯ぎしりがうるさいって言われていたなぁ．特に最近は忙しくてストレスもたまっていたし……」．お聞きしてみると，こんなお話をしてくださいました．

　結局，割れた歯は抜かなくてはなりませんでした．
　原因は，"ブラキシズム"による歯の破折と，そこへ細菌が入ったために起きた急性の炎症でした．

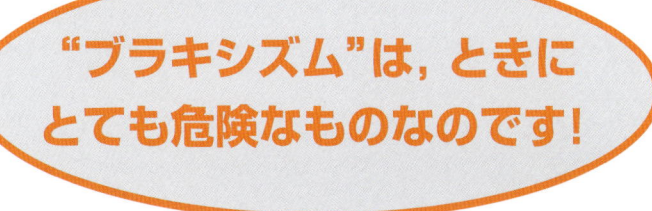

"ブラキシズム"は，ときにとても危険なものなのです！

2 ブラキシズムはどうして問題なの？

　ブラキシズムは，歯・歯肉・歯槽骨（歯を支える骨）とその周囲の組織に，さまざまな影響や弊害を及ぼします．
　歯や周囲の骨などが受け止める咬む力は，強い人では70kgを超える，とても大きな力です．
　ブラキシズムの場合，その大きな力が持続的に加わるため，硬い物を食べるときのように一瞬だけ強い力がかかる場合よりも，ずっと大きな影響がでるのです．

歯の変化

●歯がすり減る

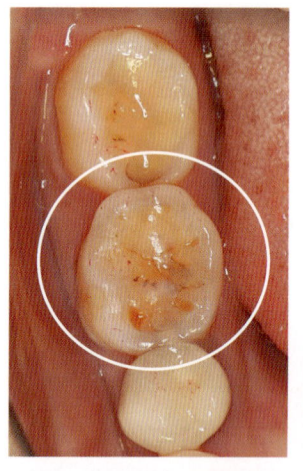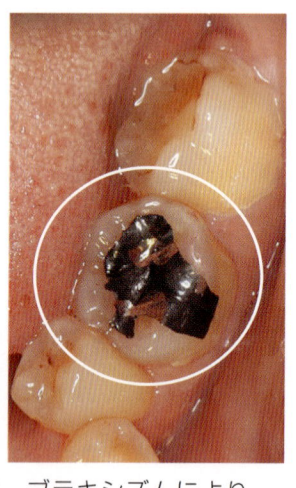

同じ方の左右の奥歯です．ブラキシズムにより，激しく歯どうしをこすりあわせるために，硬いはずのエナメル質もすり減ってしまっています．左下の詰め物にはこすった跡がみられます．

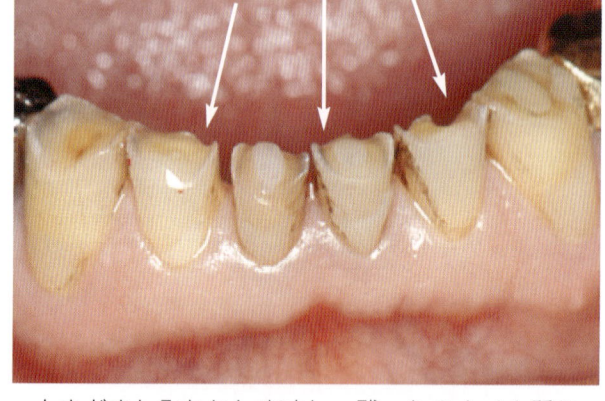

ときどきしみたりしますし，残ったエナメル質の部分が薄くなって強度が落ち，歯が割れやすくなります．

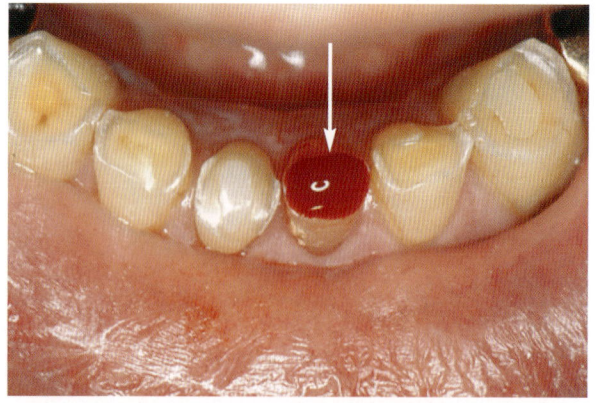

もっとすり減ると，露出した"歯髄"という歯の神経に細菌が感染し，歯髄に炎症が起こってしまいます．

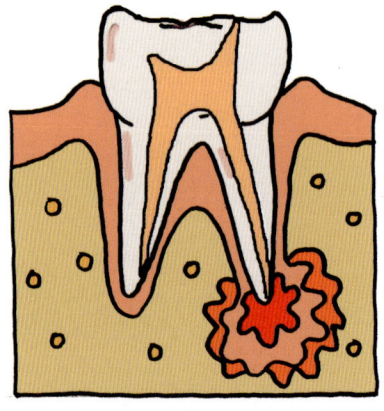

また，力の影響で歯髄が死んでしまったり，歯の根の先端に炎症が起きることがあります．腫れたり，咬むと痛みが出たりします．

●歯がしみる（知覚過敏）

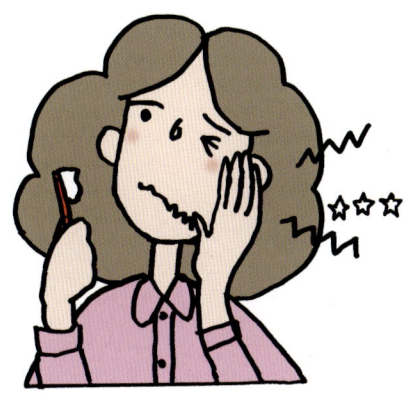

ブラキシズムのために，むし歯でもないのに，歯がしみることがあります．

●冠や詰め物がはずれる

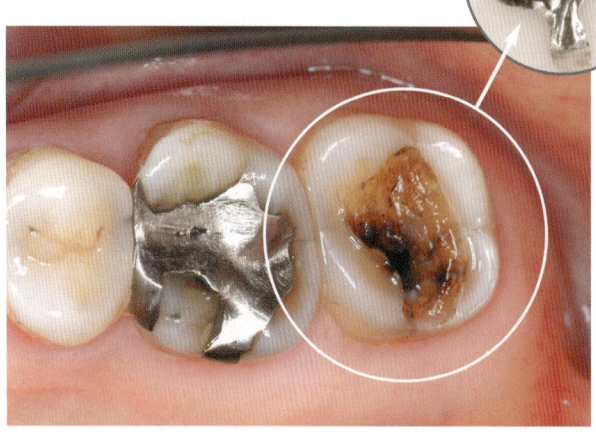

力のかかり具合によっては，たびたび冠や詰め物がはずれたりします．

●歯が割れる

強大な力で激しくこすり合わせることにより，歯そのものが割れてしまうこともあります．歯髄が残っている歯でも割れることもありますが，神経を失った歯の場合，強度が落ちてくるため，いっそう割れやすいのです．

割れてしまうと，治療のしようがなく，残念ながら抜歯しなければならないことが多くなります．

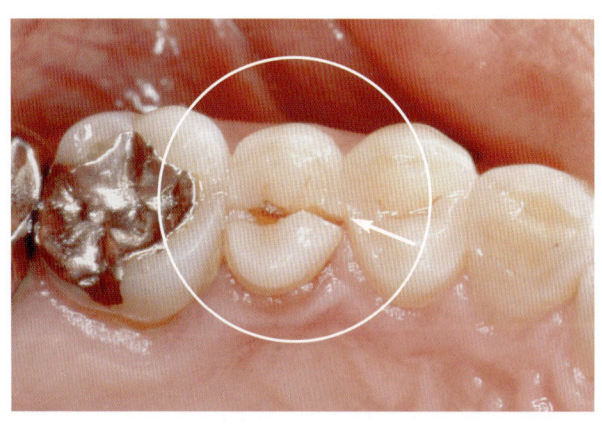

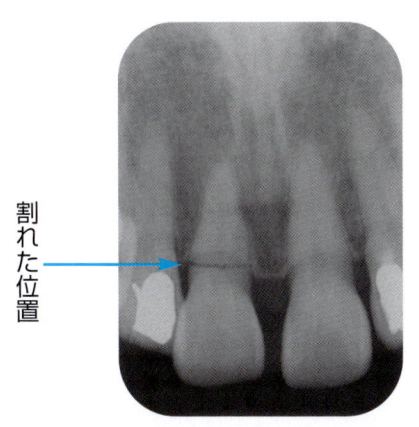

割れた位置

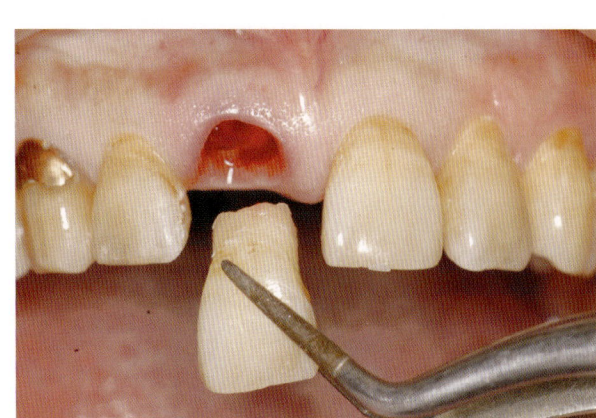

歯肉やあごの骨（歯周組織）の変化

歯周病にかかっている歯に，さらにブラキシズムによって大きな力が加わると，急速に歯肉や骨（歯周組織）の状況が悪化することがあります．

●歯周病との相乗作用

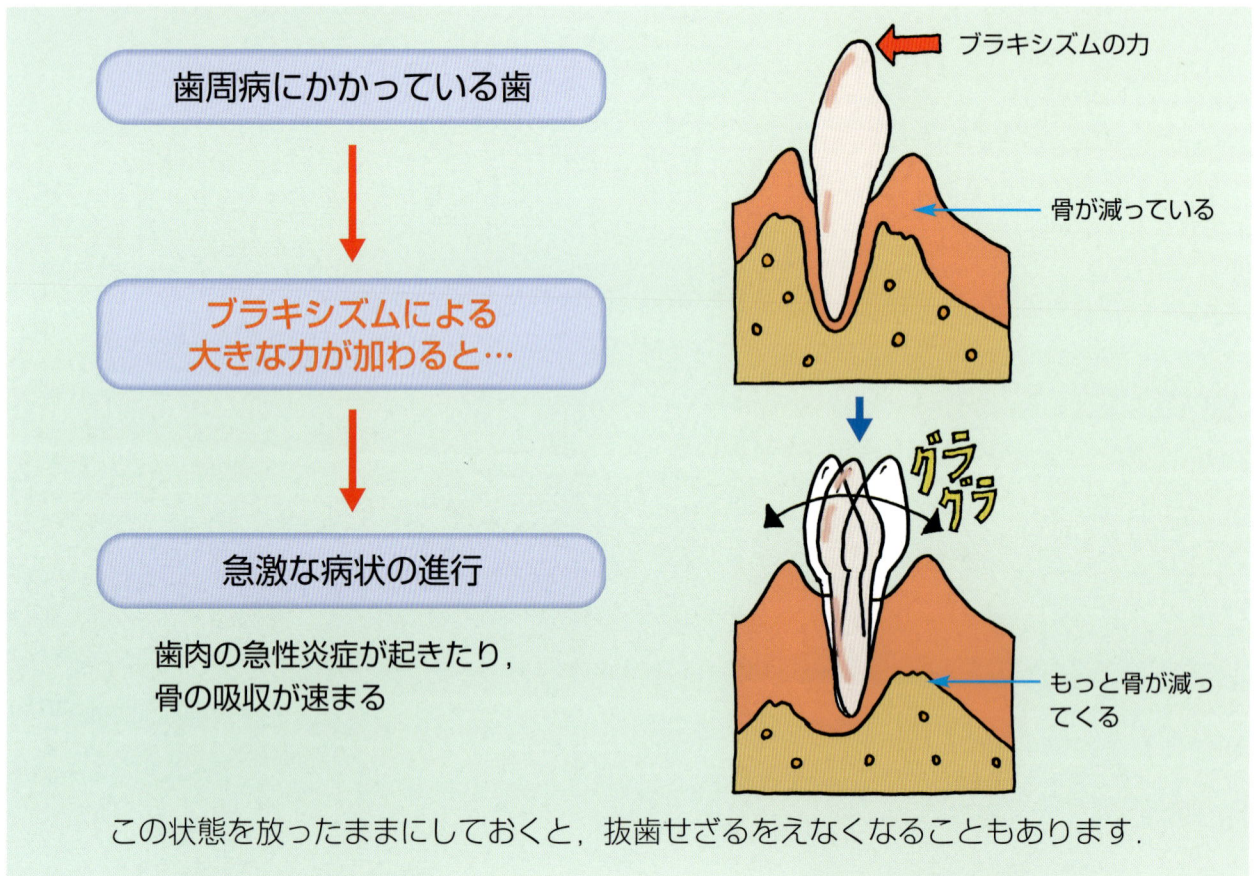

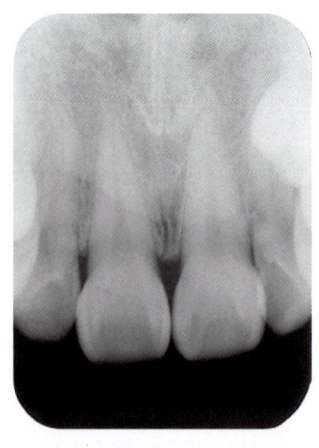

正常な歯周組織のＸ線写真．

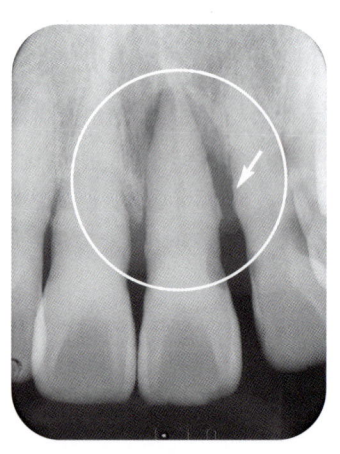

ブラキシズムによって歯周病が悪化している歯のＸ線写真．矢印は骨が吸収したところ．

さまざまな器官への影響

　ブラキシズムは，歯や歯周組織の異常だけでなく，顎の関節や顔面の筋肉などに悪影響を与えることもあり，頭痛や肩こりといった症状と関係していることもあるのです．

- **顎関節症（あごの障害）**
- **口のまわりの筋肉の痛み**
- **あごのずれ**
- **顔面の変形**
- **頭痛・肩こりなど**

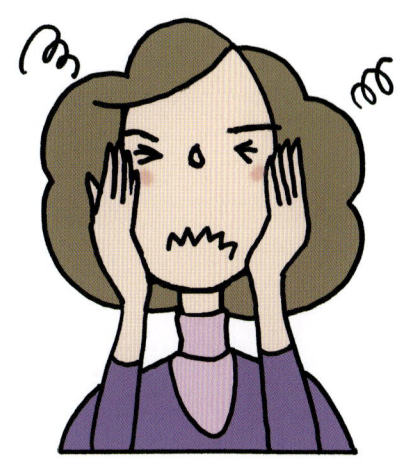

コラム　骨の隆起：これって歯肉の腫瘍？

　下の写真の矢印部は，歯ぐきが膨らんで，触れると硬く骨ばっています．これは遺伝や咬みあわせ，強い咬合力などにより，骨が部分的に増殖したもので，上あごの中央部，下あごでは犬歯の内側付近にできることが多いようです．病的なものではないので，問題がなければ取り除く必要はありませんが，入れ歯を作るのに障害になったり，食事に影響が出るような場合には，外科的に取り除きます．

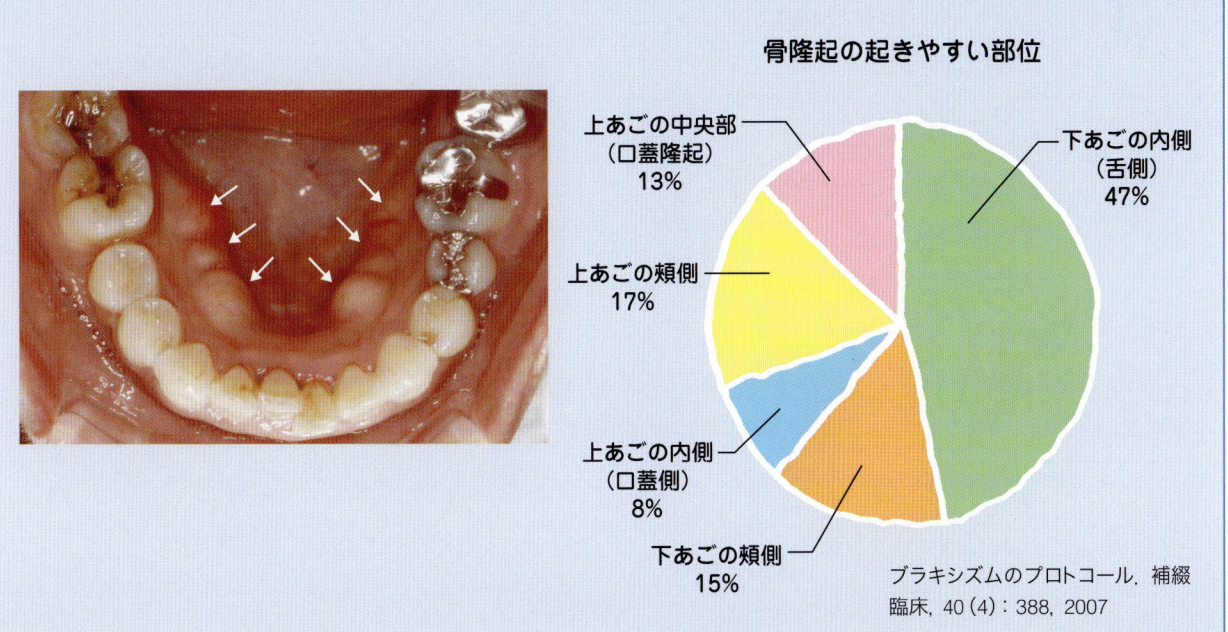

骨隆起の起きやすい部位
- 上あごの中央部（口蓋隆起）13%
- 下あごの内側（舌側）47%
- 上あごの頬側 17%
- 上あごの内側（口蓋側）8%
- 下あごの頬側 15%

ブラキシズムのプロトコール．補綴臨床，40（4）：388，2007

3 ブラキシズムは発見しにくい！

　ブラキシズムは，その危険性はわかっているものの，以下のような理由があるため，発見するのがとても難しいのです．

●メカニズムがはっきりわかっていない

　ブラキシズムがなぜ起きるのか，そのメカニズムについては，まだはっきりと解明されていないのです．以前は咬みあわせの異常が原因と言われていましたが，最近の研究では脳からの信号によるものとされ，ストレスや睡眠との関係が注目されています．睡眠は浅い眠りと深い眠りのサイクルを繰り返していて，浅い眠りのときにブラキシズムがよく起きることがわかっています．特にストレスで神経のバランスがくずれたり，緊張していたりしていると，ブラキシズムが起きやすくなるようです．また最近は，睡眠時無呼吸症候群や逆流性食道炎との関係にも注目されています．

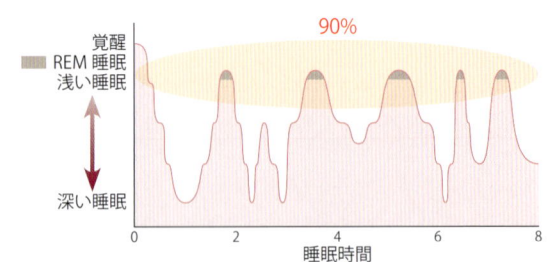

ブラキシズムの約90％が比較的浅い睡眠のときに起りやすいといわれています．

●ブラキシズムは気づきにくい

　ブラキシズムは無意識下で行われます．夜寝ているときにギリギリ音を立てる人は，周囲の人から指摘されるかもしれませんが，ほとんどの場合，当事者自身は気づいていないようです．昼間している咬みしめの場合も，全く気づいていない方が大半です．多くの方が大なり小なりのブラキシズムをしていると思われます（ある研究では成人の80％にも及ぶとしている）が，牛島歯科の調査では，「自覚している人」は440人中わずかに7.7％（34人）しかいませんでした．

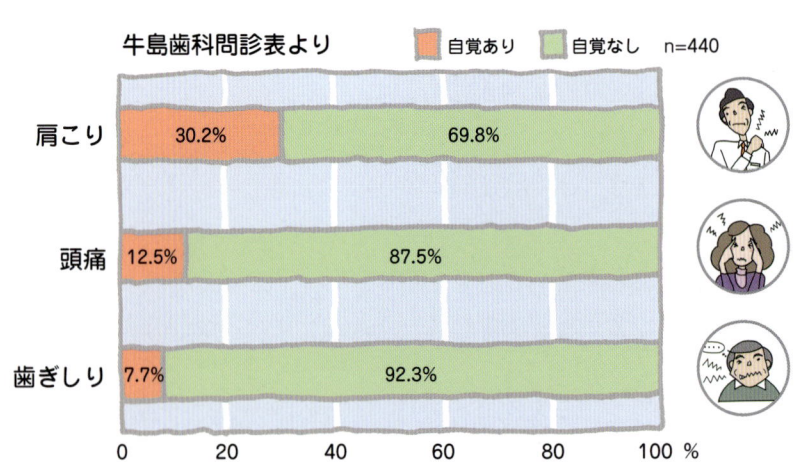

●ブラキシズムに気づきにくいわけ

▶歯ぎしりしていても音が鳴らない場合もある　　▶日中の咬みしめも無意識のうちにしている

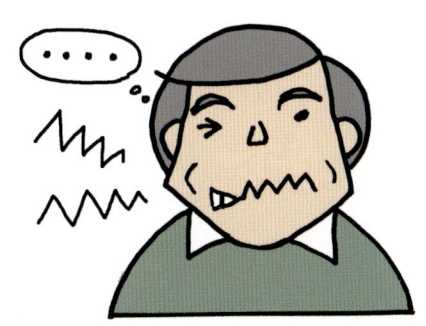
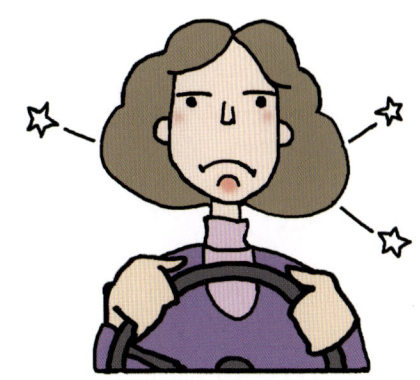

●「ブラキシズムがある」という判定がむずかしい

　ブラキシズムが本当にあるかどうかの確定診断は，「睡眠時ポリグラフ」という専門的な医療機器を使わなければできないのですが，簡単にできる方法ではないこと，日中の咬みしめは測定できないことなどから，判定がむずかしいのです．

●一時的なブラキシズムもある

　昔からずっとブラキシズムをしている人も多いのですが，生活環境の変化などで，一時的にブラキシズムをすることもあります（仕事が忙しい，受験勉強，離婚，近親者の病気や死など，ストレスを感じている場合など）．
　一時的な場合，何年もつづけている人に比べて口の中に変化が現れにくいため，発見しにくいのです．

●気づきにくいブラキシズムに気づく！

　歯科医院では，歯や歯周組織の状態からブラキシズムの存在を知ってお伝えするのですが，多くの方の場合，自覚がなく，半信半疑のまま帰宅して，あらためて家族に聞いてみたら「歯ぎしりをしていると言われた」という方や，自分で意識してみてはじめて咬みしめていたことに気づいたという方がたくさんいらっしゃるのです．

4 チェックしてみましょう！

あなたは歯ぎしりや咬みしめをしていませんか？
実際はやっていても，気づいていない方が大半です．鏡を見ながらチェックしてみましょう．
あてはまる項目をカウントしてみてください．

レッドゾーン

この**レッドゾーン**のチェック項目で3つ以上あてはまる方は，ほぼブラキシズムがあるでしょう．

① 歯ぎしりをしていると，家族から指摘されたことがある □

② 集中しているとき，緊張しているときなど，無意識のうちに咬みしめていることが多い □

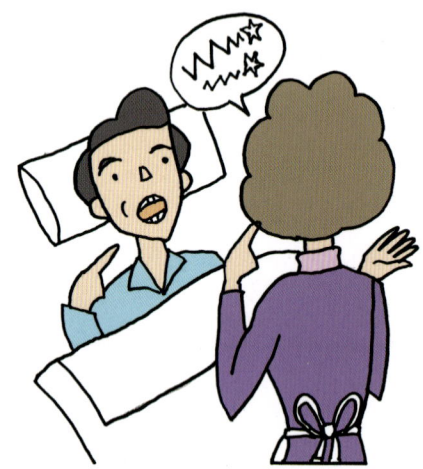
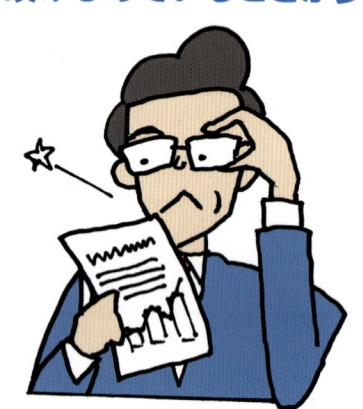

③ 歯科医院で「歯ぎしりや咬みしめをしていませんか？」と聞かれたことがある □

④ 歯が割れた（折れた）ことがある（事故・けがを除く） □

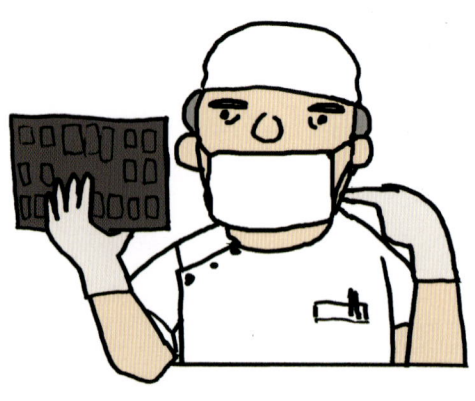
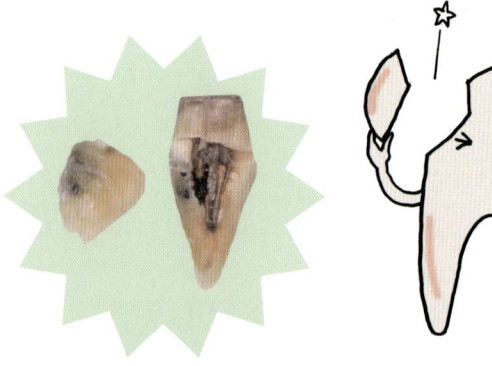

⑤ 頬の内側の粘膜や舌の周辺に歯の跡がついている ☐

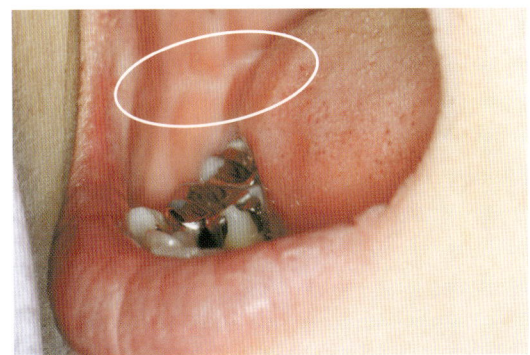
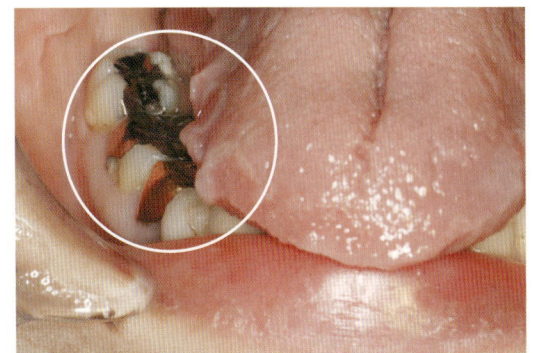

⑥ 歯がかなりすり減っている ☐

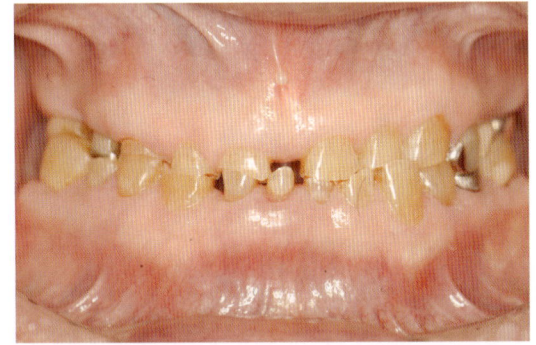
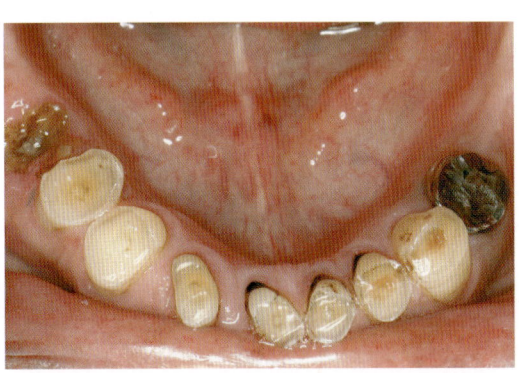

⑦ 肩こりがひどい ☐

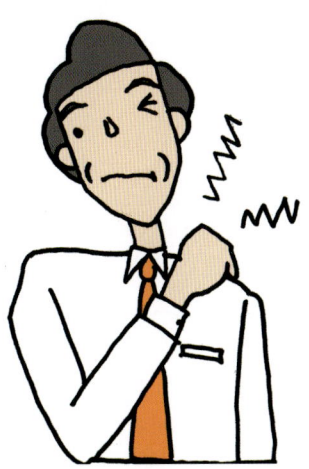

⑧ 頭痛がすることが多い ☐

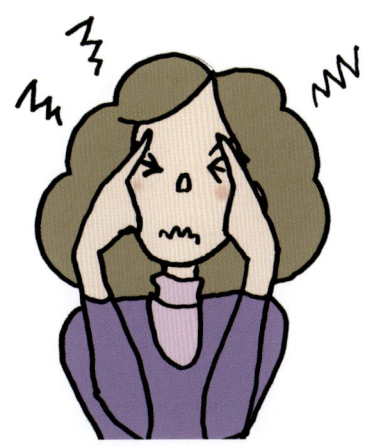

イエローゾーン

　前ページのレッドゾーンのチェックで該当する項目が1つ以上あり，この**イエローゾーン**にもあてはまる項目が3つ以上ある場合，「ブラキシズムの可能性が高い」といえるでしょう．

⑨ 詰め物がたびたびはずれる　□

⑩ 犬歯やその前後の歯の先端が極端にすり減っている　□

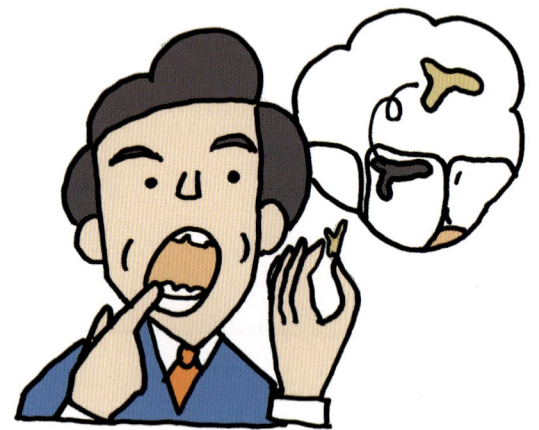

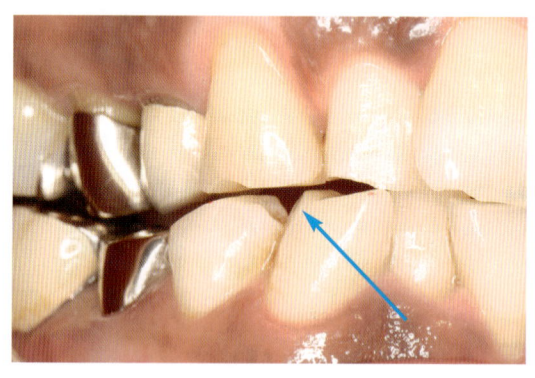

⑪ 朝起きたときに，口の周囲にこわばりがある　□

⑫ 歯ぐきが硬く隆起しているところがある　□

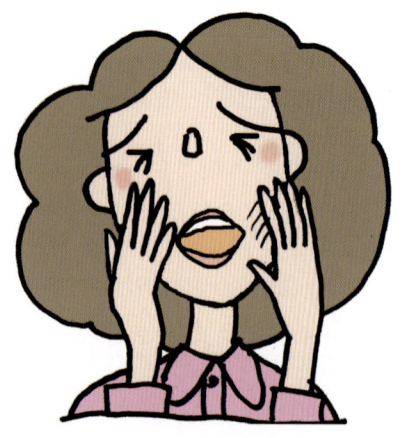

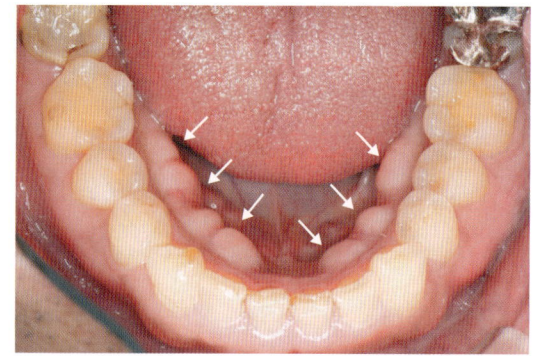

13 歯の付け根がえぐれている ☐

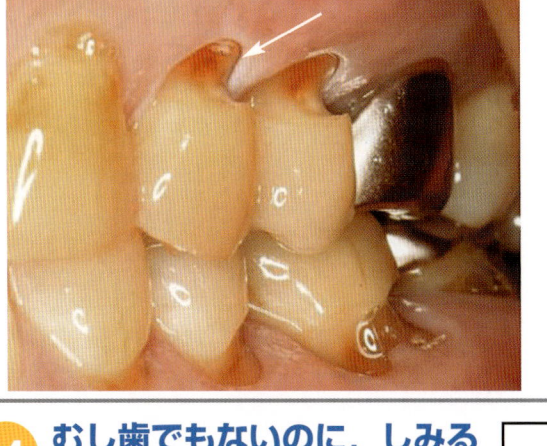

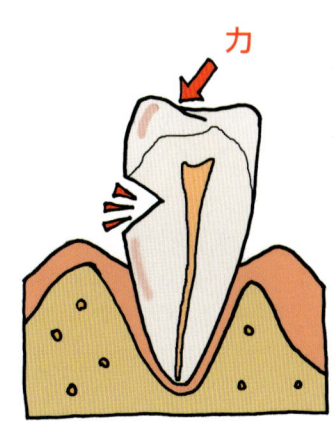

歯の付け根の部分が応力によって欠ける．

14 むし歯でもないのに，しみることがある（知覚過敏） ☐

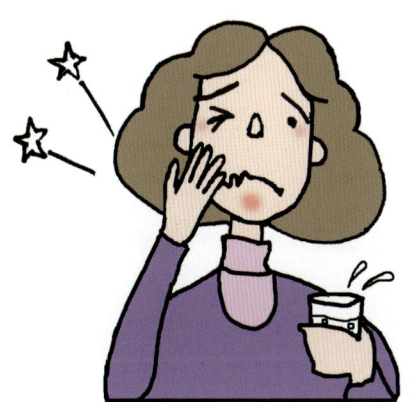

15 あごの関節に痛みがあったり，カクカク音がなる ☐

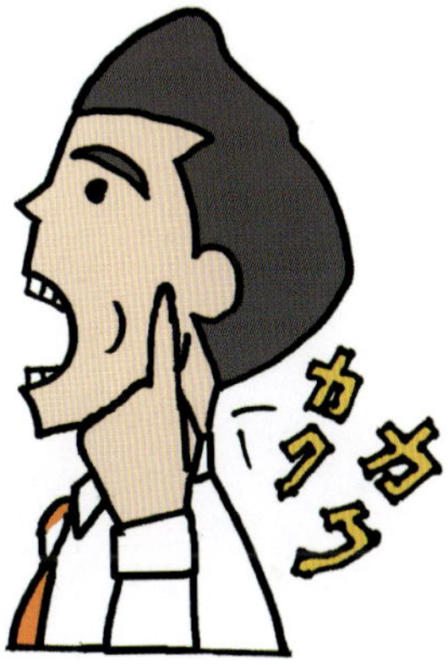

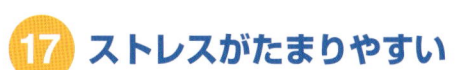

16 エラが張っている ☐

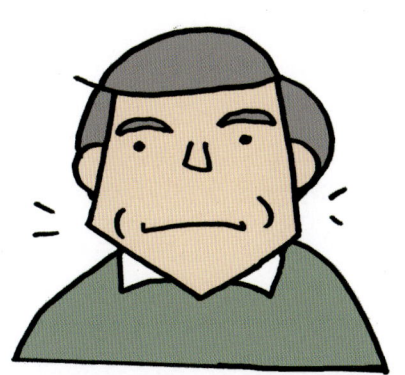

17 ストレスがたまりやすい ☐

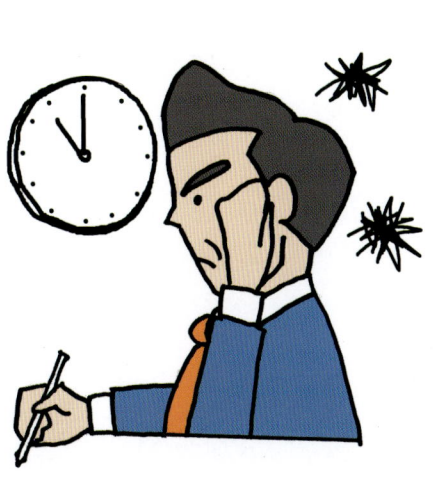

あなたはどのタイプ？

ブラキシズムには次のパターンがあり，あとに述べるようにそれぞれ特徴があります．前のページのチェック項目の番号を書き出してみてください．

●歯ぎしり型（グラインディングタイプ）

- ① 歯ぎしりの指摘（家族から）
- ③ 歯ぎしりの指摘（歯科医院で）
- ⑥ 極度の歯のすり減り
- ⑨ 詰め物がはずれる
- ⑬ 歯の付け根のくぼみ
- ⑭ 歯がしみる
- ⑯ エラが張っている

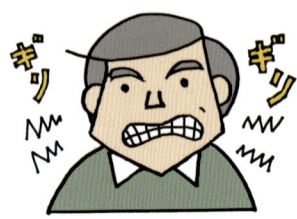
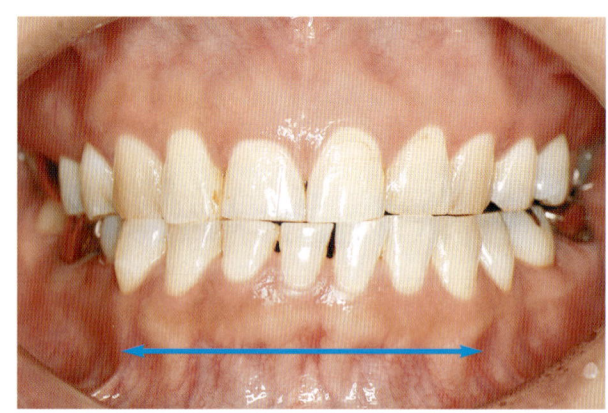

●咬みしめ型（クレンチングタイプ）

- ② 咬みしめ
- ④ 歯が割れる
- ⑤ 頰の内側の歯の跡
- ⑦ 肩こり
- ⑧ 頭痛
- ⑨ 詰め物がはずれる
- ⑪ あごのこわばり
- ⑫ 骨の隆起
- ⑮ あごの関節の痛みや音
- ⑰ ストレスがたまりやすい

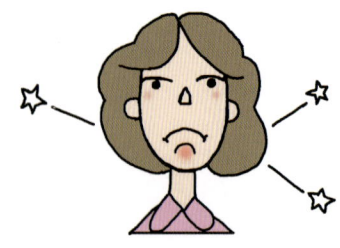
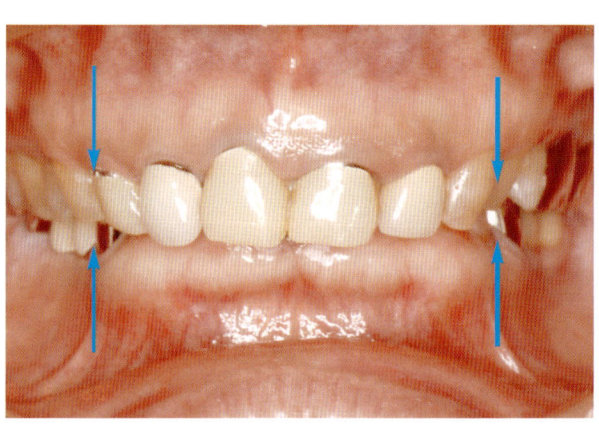

●きしませ型（ナッシングタイプ）

① 歯ぎしりの指摘（家族から）
⑩ 犬歯などのすり減り
⑫ 骨の隆起
⑬ 歯の付け根のくぼみ
⑭ 歯がしみる

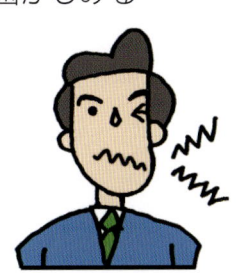
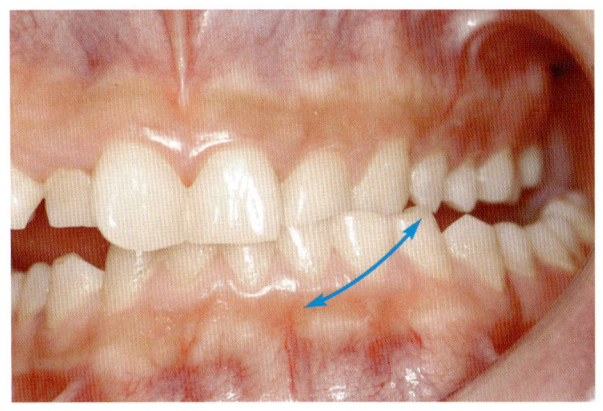

●混合型（コンプレックスタイプ）

　チェックした項目がいくつかのタイプに別れる場合は，それらのパターンが複合して起きていると予想できます．

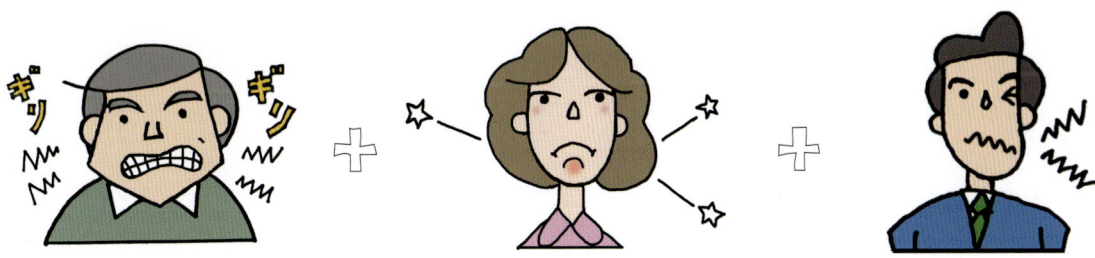

●あなたはどのタイプ？

実際に口の中を鏡で見てみましょう．
睡眠中の様子を家族の方に聞いてみましょう．
チェックリストではあなたはどのタイプでしたか？
歯ぎしりをしている人には特徴的な変化が現れるのですが，タイプによってその特徴には違いがあります．確認してみてください．

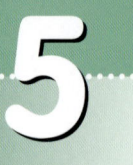

5 ブラキシズム・タイプ別特徴
歯ぎしり型（グラインディングタイプ）

　歯の全体を横にギリギリとこすり合わせるタイプです．その運動範囲は広く，そのために全体がすり減っていきます．夜間寝ている間にすることがほとんどです．

●異常な咬耗

　人の歯は年齢を重ねるにつれ，すり減ります．しかし歯ぎしりをしている年月が長いほど，また強い力で歯ぎしりするほど，歯のすり減り方は極度に進行します．歯の長さが短くなっていくのが特徴です．

　次ページに示す，健康な歯と歯列の様子とはかなり異なっていることがわかります．

▶ブラキシズムがある人の場合

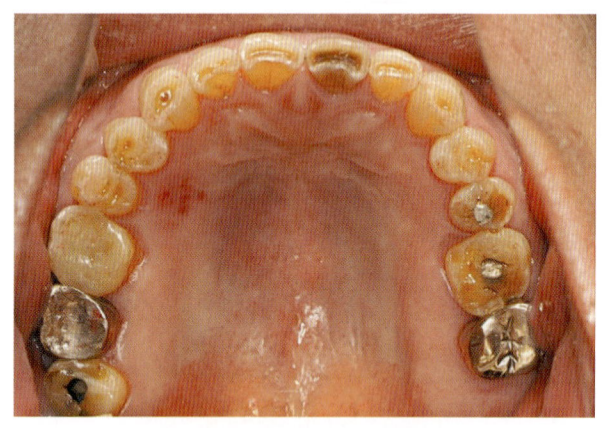

歯がすり減って奥歯の咬みあわせの面が平らになり，進行するとエナメル質が削れ，中の象牙質の黄色が見えてきます．

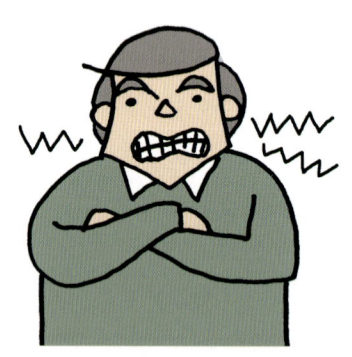

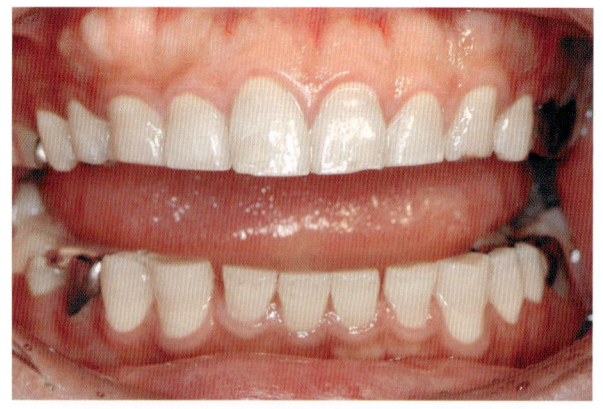

正面から見た像．前歯の先端がすり減って，まっすぐになってしまっています．

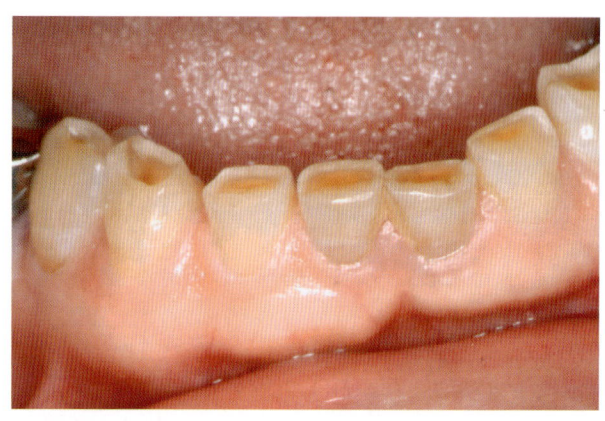

歯がすり減ることによって，歯の長さが短くなっています．

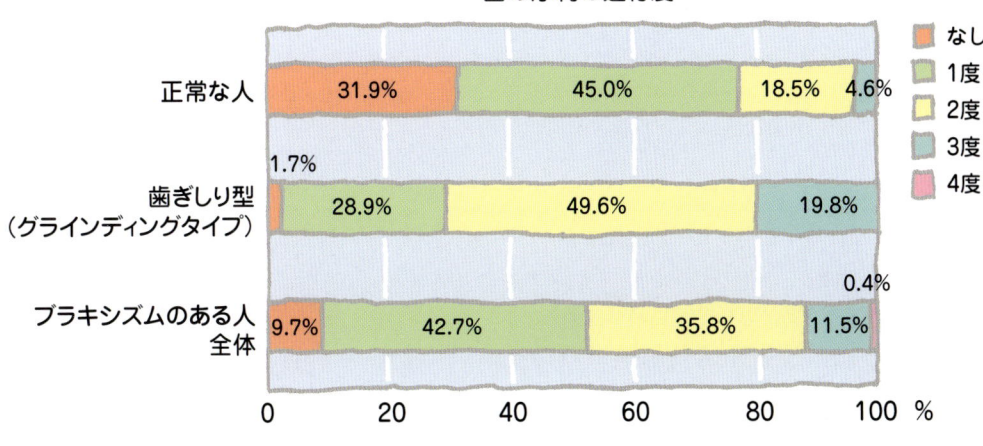

私たちの研究でも，ブラキシズムがある人のほうが歯のすり減りが進行しており，特に歯ぎしり型の人の場合に，歯の摩耗が極度に進んでいました．

●歯の付け根のくぼみ

ブラキシズムによって歯に力が加わると，歯の根元に力が集中して，えぐれたように歯質がなくなっていることがあります．これをアブフラクション（楔状欠損）といい，冷たいものにしみたり（知覚過敏），強い歯ブラシ圧が加わるとさらに擦り減りやすくなります．

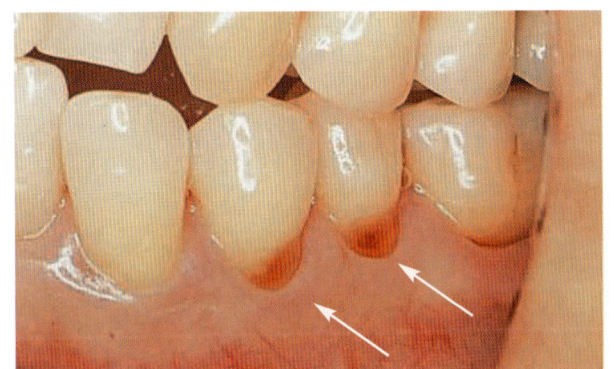

犬歯やその後ろの小臼歯に好発しやすい．

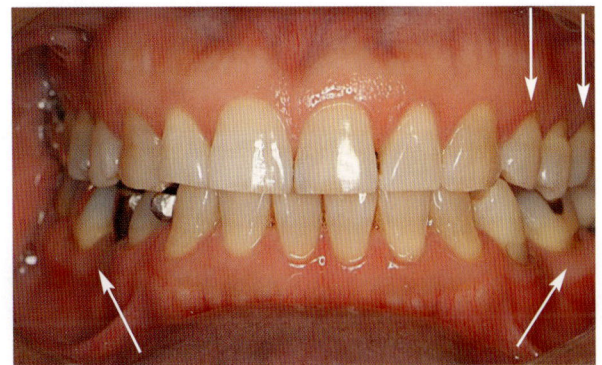

グラインディングタイプの方はアブフラクションが多発する傾向にある

▶同じような年齢でブラキシズムのない人の歯の状態

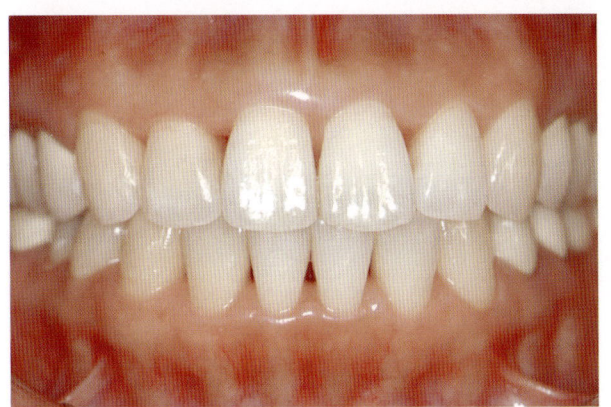

歯と歯肉の健康な人の例．

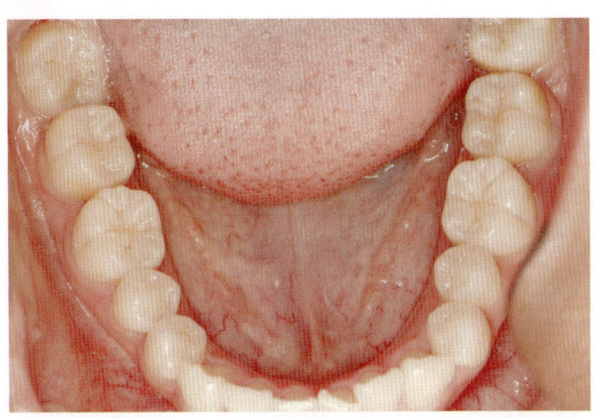

歯のすり減りや，歯肉の膨隆，骨隆起などは見あたりません．

 ブラキシズム・タイプ別特徴

咬みしめ型（クレンチングタイプ）

　無意識のうちに咬みしめてしまうタイプで，日中，夜間にかかわらず起こります．咬みしめるだけでは音は鳴りませんが，わずかに横に動かすこともあり，その場合は音がすることもあります．

●骨隆起

　咬みしめをよくする人の多くに歯ぐきの隆起が見られます．下あごの裏側や上あごの中央に出る人が多いようです．その名のとおり骨が隆起したもので，病気ではありません．

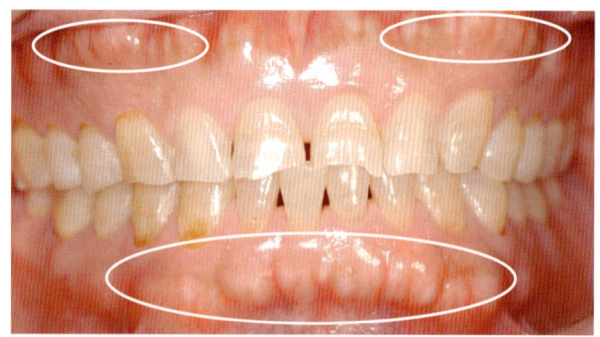

外側にできた骨隆起．

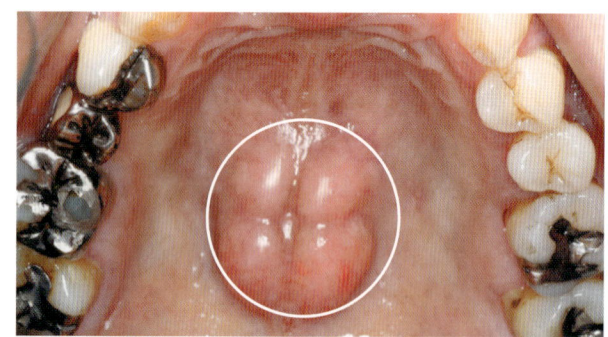

上あごの内側にできた口蓋隆起．

●頬・舌粘膜の圧痕

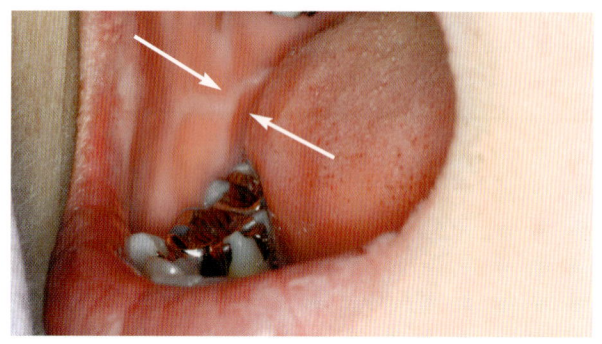

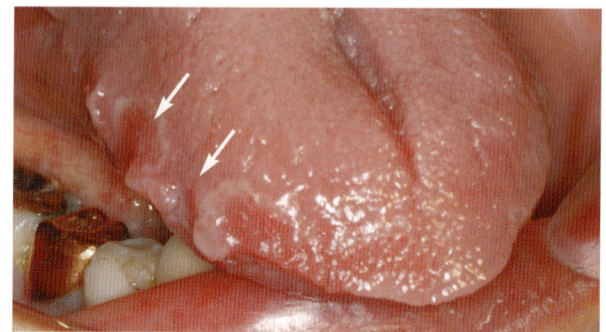

いつも上下の歯を咬みあわせているので，頬の内側や舌の横に白っぽい歯型の跡がついています．

●奥の歯がとても短くなっている

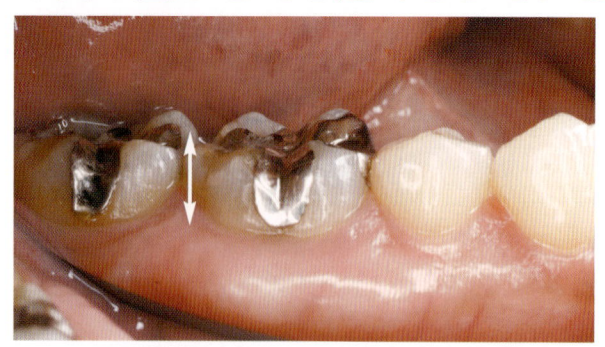

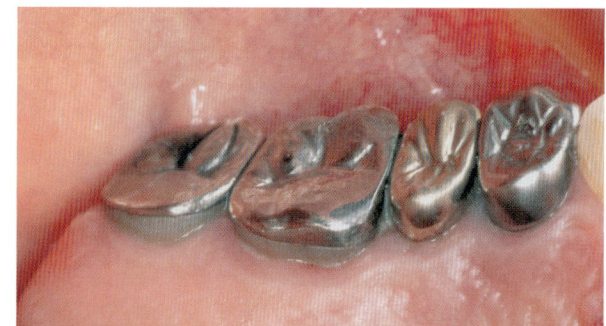

咬みしめをする人によく見られるのが，奥歯の歯の高さが短くなっていることです．

●歯の破折

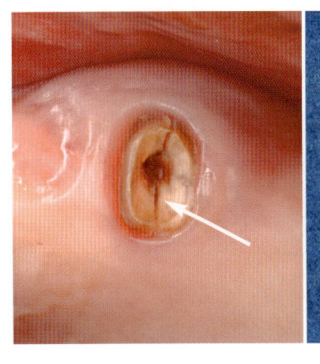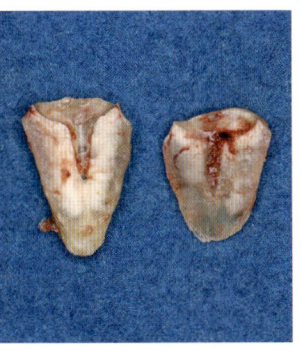

咬みしめ型の人は，歯に圧力が集中したときに破折を起こしやすくなります．

●歯の動揺

写真のように指をあてて，横にギリギリやってみましょう．動揺している歯があれば，指で動きを感じることができます．

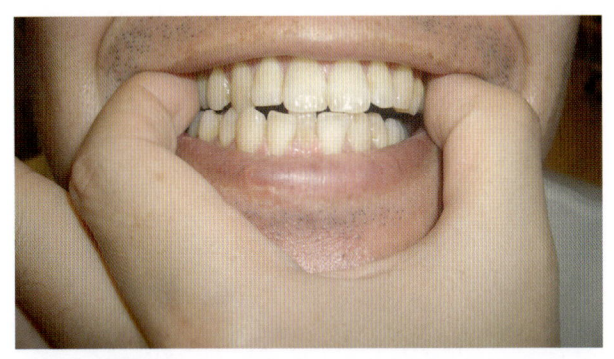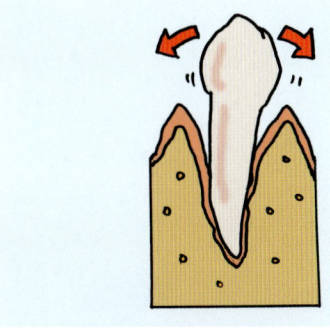

歯を支える骨が減ると，歯ぎしりによって歯がゆさぶられるようになります．

●咀嚼筋（咬むときに働く筋肉）のこわばり

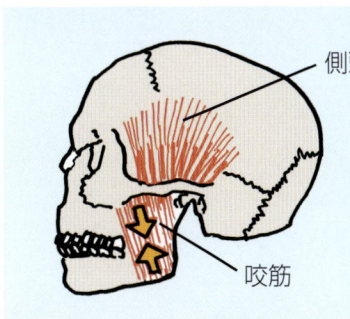

これらの筋肉にこわばりや痛みを生じます．

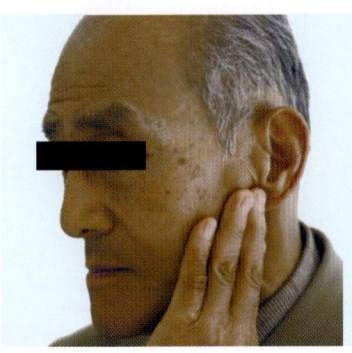

指で押さえると痛みを感じる場合があります．

●肩こりや頭痛

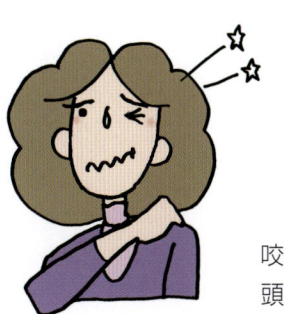

咬みしめ型の人は高頻度で肩こりや頭痛を併発しています．

5 ブラキシズム・タイプ別特徴

きしませ型（ナッシングタイプ）

　ナッシングタイプは全体ではなく，ある一定の場所だけで，キリキリこすりあわせるタイプです．犬歯やその1～2本後ろの歯の先端だけがすり減っていることが多いようです．こすりあわせの場合，日中にはみられず夜間がほとんどですが，きしませるので，大きな音が鳴る場合が多いようです．

●ファセット

　普段，咬むことがないような場所がすり減っていて，歯をずらすと上下がぴったりとあわさる部分があります．このようなすり減りをファセットと呼びます．

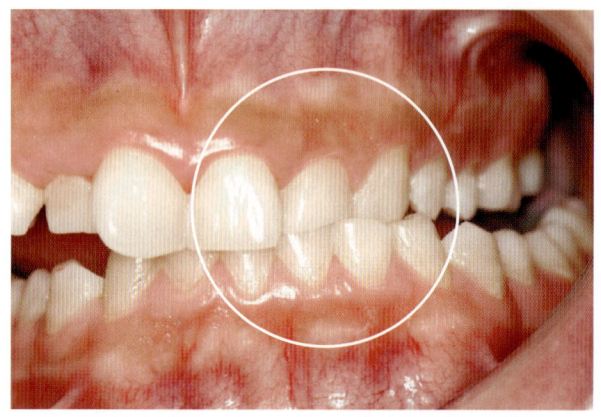

この位置で歯ぎしりをするために，歯の先端がすり減って，上下の歯がぴったりかさなります．

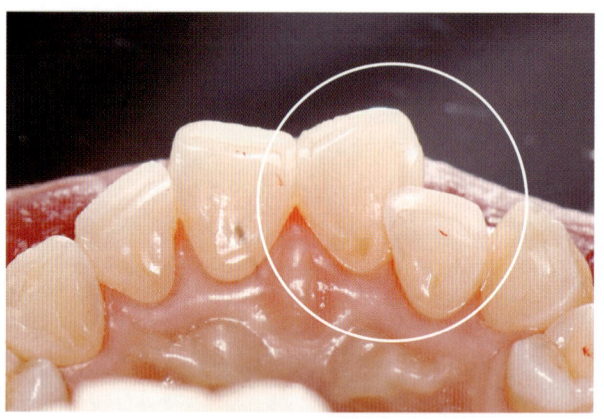

歯ぎしりを現時点でもしている人は，ファセットがピカピカに光っています．

●1～2カ所の歯だけが極度にすり減っている

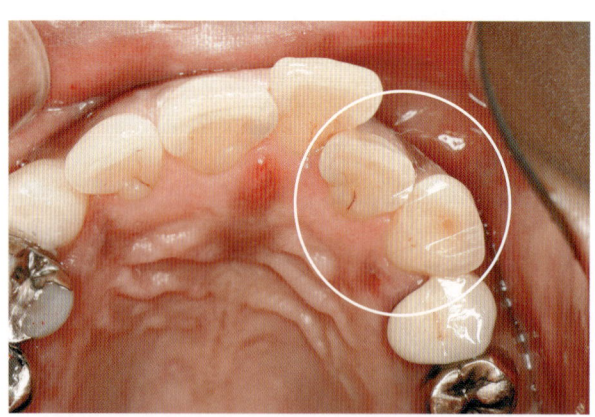

一定の場所だけをこするので，そこの場所だけがすり減ってしまったり，歯の先端が欠けたりします．

●音がするかどうか，きしませてみる

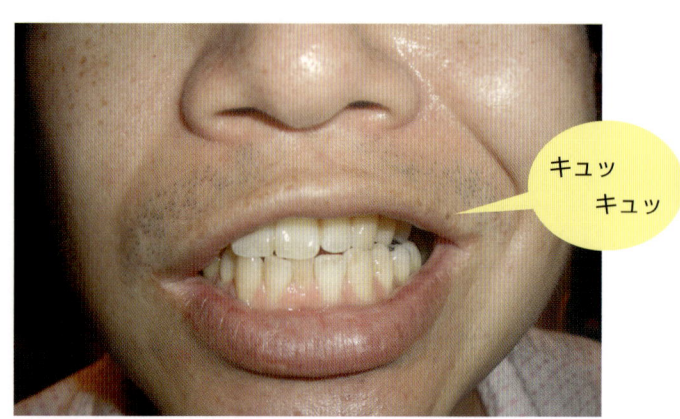

キュッキュッ

歯をいろいろな場所できしませてみてください．音が鳴れば，そこでブラキシズムをしているかもしれません．

混合型（コンプレックスタイプ）

　ブラキシズムがある人には，3つのタイプのうち，どれか1つだけの場合（単独型）と，2つ以上のパターンを同時に，または違う時間にしてしまう場合（混合型）があります．混合型の場合は，お口に現れる変化がさまざまです．研究で得られた結果から，混合型が結構多いことがわかりました．

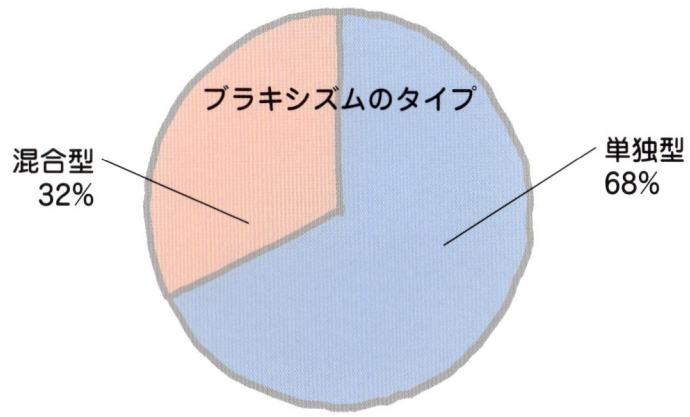

〈混合型の例〉
・日中は咬みしめ型で，夜はきしませ型のブラキシズムがある人．
・寝ているときに常に咬みしめていて，ときどきギリギリ歯ぎしりする人など．

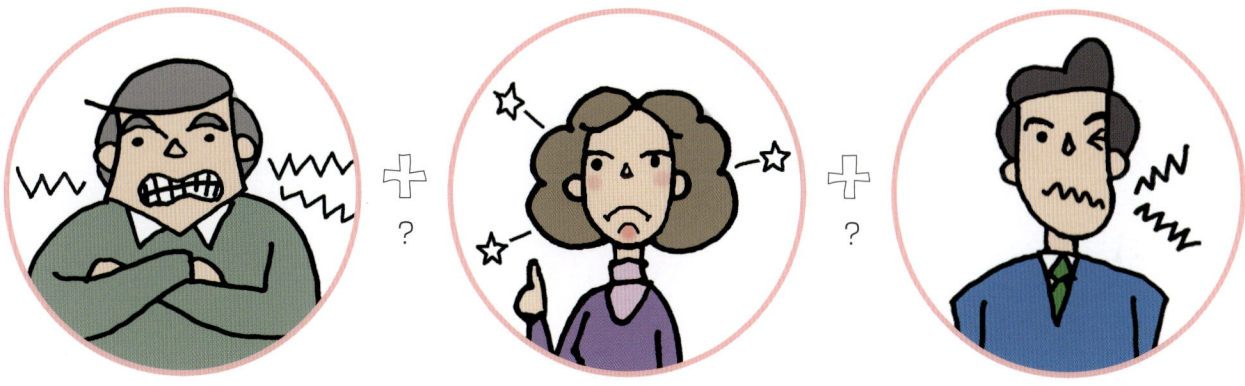

●あなたはどうでしたか？

　いままで気にしていなかった「口の中の変化」に気づかれたでしょうか？
　あてはまる項目がありましたか？　あなたや，ご家族のなかにも，歯ぎしりや咬みしめをしている方がいらっしゃるかもしれませんね．

※タイプ別の特徴は，私たちの研究結果より得られた比較的多い変化の代表的なものをあげています．合致する項目があっても，必ずしもそのブラキシズムのタイプを確定できるわけではありません．また，記載されていない変化もまだほかにもあると思われます．

6 なぜ発見することが大切なのか？

●歯を守り，治療した状態を長もちさせる

　歯ぎしりや咬みしめによる影響がでていても，それに気づかずにいると，せっかく行った治療の経過が大きく左右されるのです．ブラキシズムの破壊的な力から歯や周囲の組織を守るためには，早く発見して手を打つことが大切なのです．

▶ブラキシズムへの配慮が欠け，次々と歯が破折し，歯を失っていった例

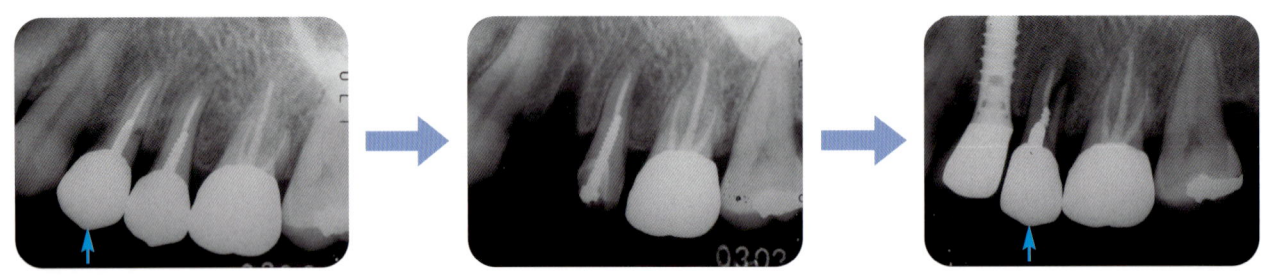

矢印の歯が破折．　　　　やむをえず抜歯した．　　　　次に隣りの歯が破折し，抜歯した．

●ブラキシズムがあったら，その程度にあわせて歯を守る配慮をする

　割れてしまってからでは打つ手はほとんどありませんが，通常より削る量はすこし増えても丈夫さを優先させたり，こまめに状態をチェックすることで，力の配分を適切に調整したり，患者さんご自身で気をつけていただくことなどにより，できるだけ歯を失わないようにしたいものです．

▶咬みあわせを調整する

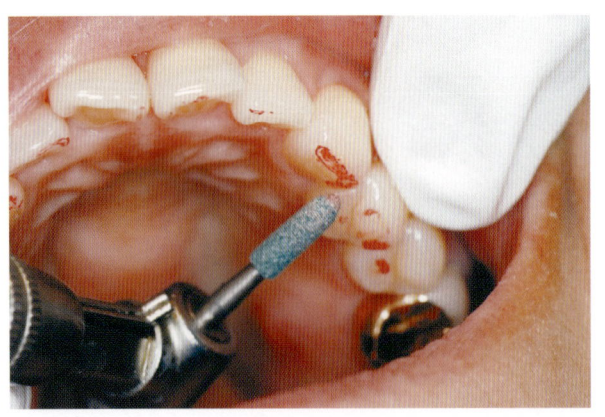

▶薄く割れやすくなった部分を覆って詰める

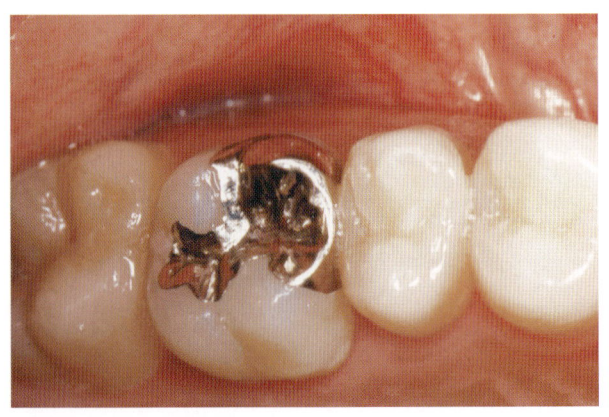

▶修復材料を変える（奥歯を金属に変更）

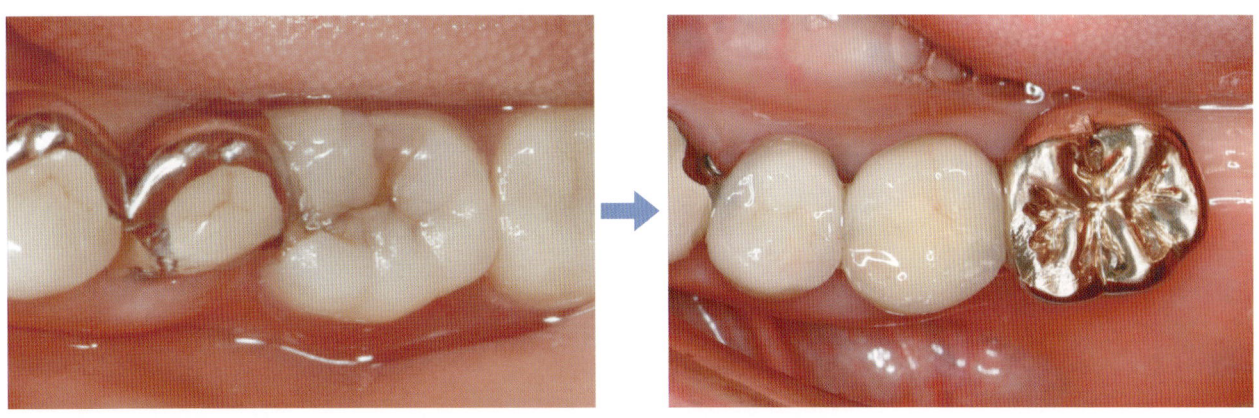

▶義歯を強固な構造にする（金属を使って，強固な義歯に変更）

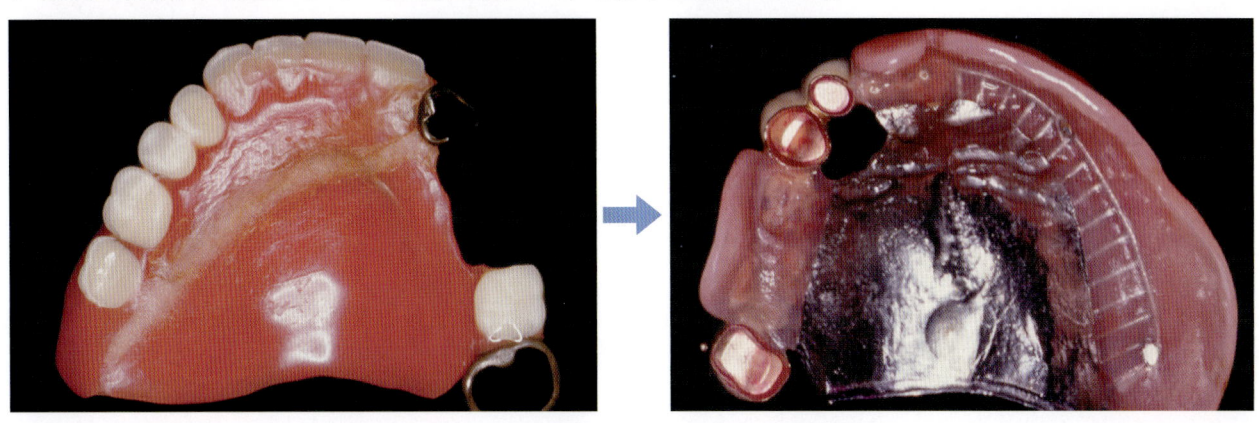

▶高価な治療をしても短期間で壊れてしまうのでは，残念です！

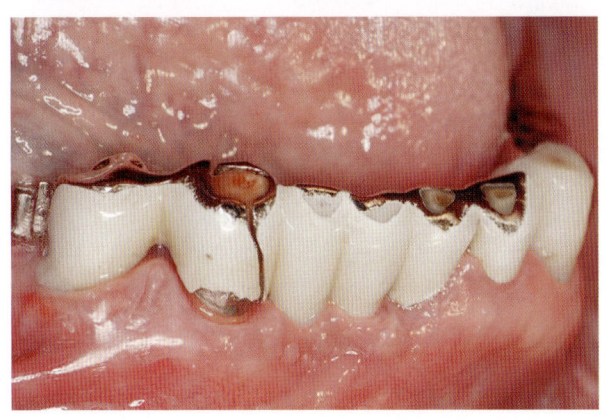
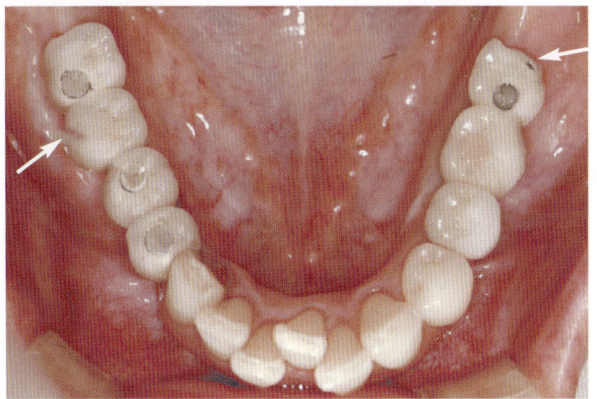

● そのために必要なのは…

・チェック項目を参考にブラキシズムの徴候がでていたら，歯科医院で相談しましょう．
・お口の状態を注意深く観察していって，ブラキシズムを早期に発見し，どのようなパターンをしているか確認して，定期的にチェックします．

7 歯科医院で行うブラキシズムへの対応

●とりあえず歯ぎしりから歯や顎骨を守るには

　夜の歯ぎしりや咬みしめから歯を守ったり，ギシギシと音が鳴らないようにするには「ナイトガード」と呼ばれるものを装着します．市販の既製品もありますが，咬みあわせの問題点はそれぞれ違うので，ご自分の歯にぴったり合った「カスタムメイド」のものがお勧めです．
　歯科医院で型をとって作ってもらいましょう．

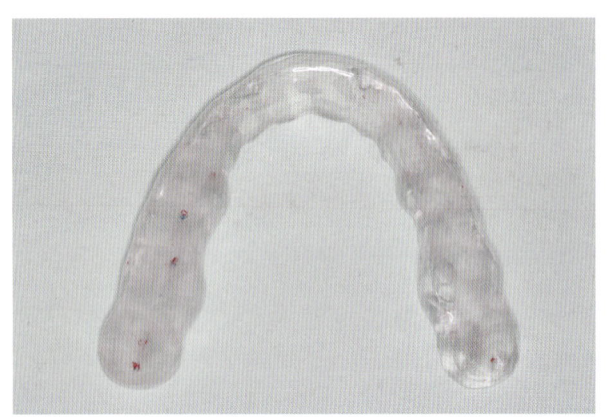

ナイトガードはブラキシズムから歯を守ります．

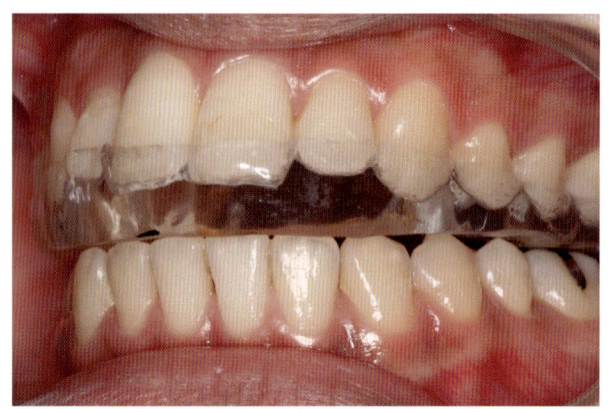

ただし，きちんと毎晩使わなくては効果はありません．

●治療が必要な歯はきちんと治しておく

　左右のどちらかに悪い歯があると，どうしてもその反対側で食べるので，バランスも崩れ，健康な側の歯にまで負担がかかってしまいます．
　歯が悪いこと，痛みがあることが，ストレスを生む原因にもなります．
　痛みが生じている歯は，反射的に咬みしめてしまいます．歯が弱っているところへ歯ぎしりなどの負担がかかると，急速に病状が悪化します．
　以上から，治療によって，咬みやすい環境を整えることが必要です．

●問題のある咬みあわせを治す

　咬みあわせのバランスを整えたり，必要な咬みあわせの調整をしておきます．歯ならびが原因になっている場合には，歯列矯正が必要になることもあります．
※急激な咬みあわせの変更や過度の調整は，逆効果になることもあるので注意が必要です．

●定期検診を受けて，プラークコントロールをきちんとしておきましょう

　ただでさえ，問題が起きやすいブラキシズム．その力がかかる歯のまわりにプラーク（歯垢）がついていると，むし歯や歯周病が悪化しやすくなります．歯科医院で定期的に検診を受け，プラークコントロールやクリーニングなどで，清潔なお口の環境をつくりましょう．

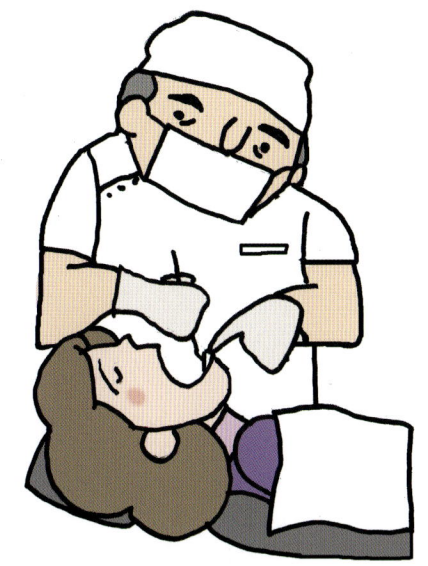

コラム　防げるむし歯と歯周病

　近年，むし歯や歯周病についてはその発生メカニズムがほぼ解明され，歯科医院で定期的な検診やクリーニングや指導を受け，家庭できちんと予防を行えば，発生や再発を防ぐことができることがわかってきました．

　一方，ブラキシズムなどによる力の影響による歯の破折などは，予防するのが困難なのが現状です．

定期検診を受けていると，10年間で歯を失う平均本数「2本」が「0.8本」に！

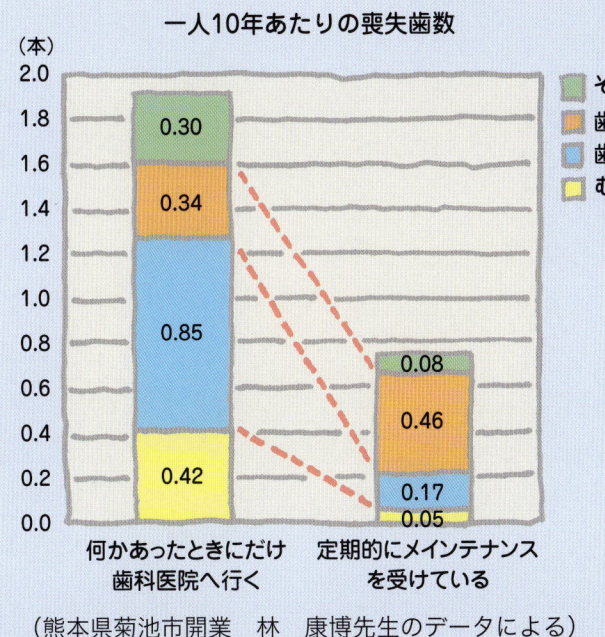

（熊本県菊池市開業　林　康博先生のデータによる）

　定期的に歯科医院でメインテナンスを受けている人は，痛みなどがあったときにだけ通院する人と比較すると，10年間に失う歯は平均で半分以下に抑えることができています．

　さらに，ブラキシズムなどの害に気がついて対応ができれば，歯を失う率はもっと減るでしょう．

8 家庭で行うブラキシズムへの対応

　癖をなおすには，日常行動を変えることが必要です．それにはご自身の努力が大切で，それは歯科医院での対応よりもずっと重要です．

●歯ぎしり・咬みしめの確認

　14〜17ページに示したチェックリストや歯科医院での診査で，ブラキシズムがないか確かめてください．あてはまる部分がある人は，その癖が口の中に悪影響を及ぼしていることをご自身でしっかりと認識してください．

●意識を変える

　昔は口元を引き締め，奥歯でしっかり咬みしめる，あるいは硬い食べ物を何回も咬んだほうがあごが強くなると言われていたこともありましたが，そのような固定観念がある人は注意が必要です．必要以上に強い力を出すことが「癖」になってしまっているかもしれないからです．

●イメージ療法（自己暗示）

　ブラキシズムは口の周りに緊張が強く表れているものです．緊張を解きほぐし，リラックスすることを心がけましょう．自分自身で暗示をかけたり，リラックスするイメージを大切にすることで，効果がでる場合もよくあります．

①寝る前に体にいったん力をいれ，緊張状態にしてから力をふっと抜いて力を弛緩する．
②咬みしめない，歯ぎしりをしない，ということを繰り返し自分で復唱する．
③前もって自分で音声を録音しておき，寝る前などに暗示をする際にその音声を聞く．
④紙に書いて壁などに貼っておき，それを日常生活のなかで繰り返し思いを込めて唱えてみる．
⑤付箋やテープなどを生活や仕事の場でいろいろなところに貼り，それを見たときに，咬みしめてないか確認をしたり，注意を向けたりする．

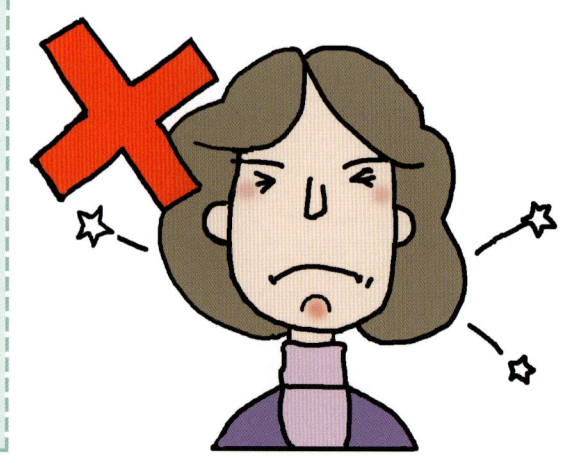

●就寝時の注意

就寝時には以下のようなことに注意します．

①布団の中へは，極力悩みごとや考えごとをもっていかない．
②リラックスしたイメージ，楽しい経験などを考えて休む．
③高い枕は，咬みしめやすくなるので，避ける．
④体の緊張ができるだけ取れる体位で休むことが望ましいが，横向きなど，あごに力が入りやすい体位にも注意する．

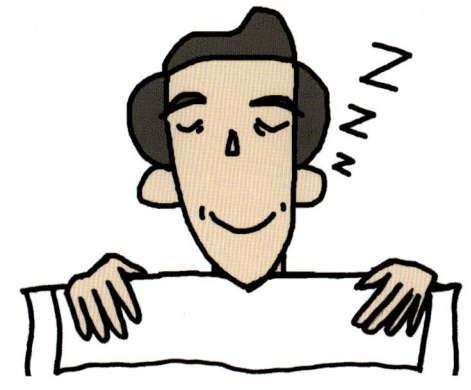

●食事の注意

　ブラキシズムのある人は，やわらかい食物も強い力で咬んでしまったり，食事時間が短い，飲み込むのが早いといった傾向があるので，注意しましょう．
　また，極端に硬い物が好きな人は，注意してください．梅干の種を咬み砕くとか，ビーフジャーキーやするめを毎日のように食べるなどは避けたほうがよいでしょう．

①咬む回数を増やし，ていねいに咬む．
②左右均等に，少しずつ咬み砕くようにする．

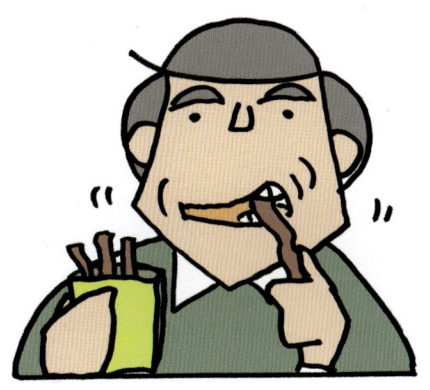

●その他

　頬づえをつく癖があると，咬みしめやすくなるので，注意しましょう．
　ひじをついたりするのもよくありません．
　極度の例では，歯が動いたり，咬みあわせがずれたりすることもあるからです．

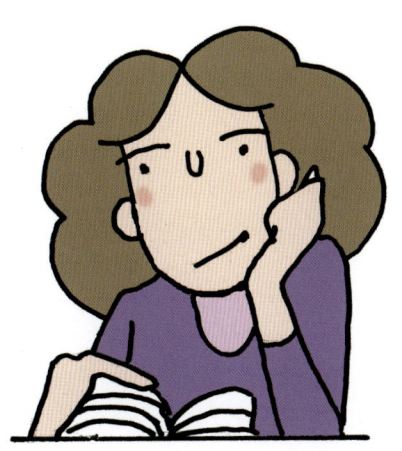

31

9 睡眠時無呼吸症候群（SAS）

　睡眠中に起きる問題として，ブラキシズムのほかに睡眠時無呼吸症候群（SAS）があります．大きないびきとともに睡眠中断続的に呼吸が止まってしまう症状をいいます．夜寝ていても熟睡できず，日中に眠気をもよおして，日常生活に支障がでたり，低酸素となり生活習慣病を引き起こすと考えられています．

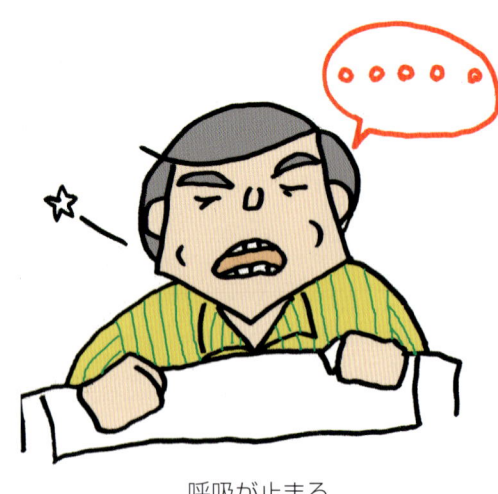
呼吸が止まる

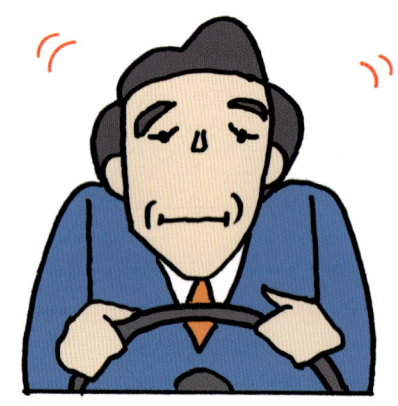
日中に眠くなる

● SASの原因

　下の右の図にあるような原因で，のどの奥（咽頭部）が狭くなっていて，睡眠時に舌が落ち込んで狭い咽頭を塞いでしまうため，呼吸ができなくなり，夜中に目が覚めてしまったり，寝つけないなどの症状を起こすのです．

　耳鼻科的な問題（扁桃腺の肥大）を抱えている場合のほか，体格的に肥満の人にこの症状を有する人が多いようです．歯科医院では，問診ならびにあごや口腔の診査を行います．

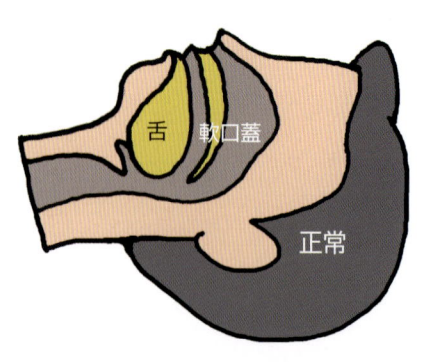

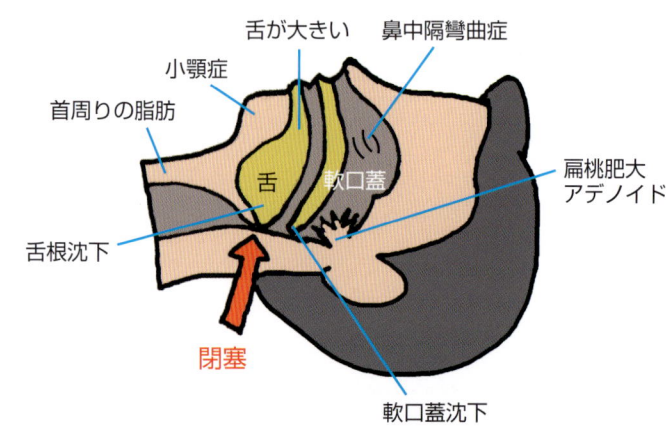

● SAS の治療法

　治療法としては，無呼吸を起こす程度により，重度の場合にはCPAP（経鼻的持続陽圧呼吸法）という睡眠時に気道に圧をかける機械を装着することで，気道の閉塞を防止したり，軽度から中等度の場合には「歯科装具」というマウスピースを歯科医院で作製し，睡眠中のあごの後退と咽頭部の閉鎖を生じにくくするために装着するといったものがあります．

※マウスピースの作製のためには，まず呼吸科などでSASの検査を受け，診断をしてもらう必要があります．また，マウスピースを装着後もSASが改善しているか，定期的な検査を受けましょう．

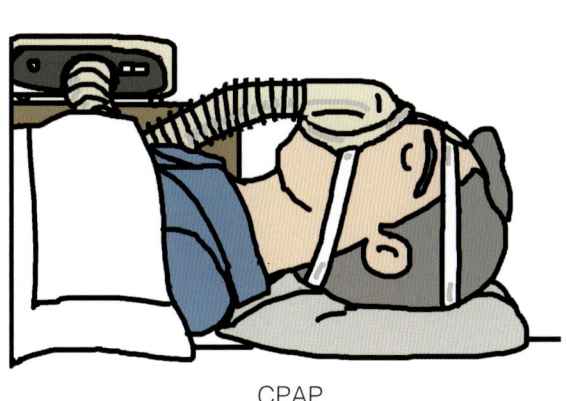

CPAP

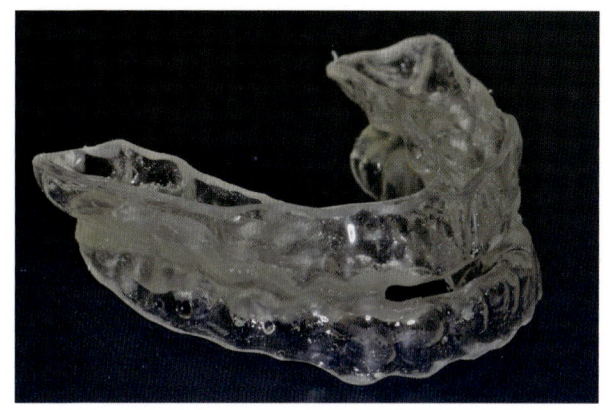

歯科装具

コラム　歯がなくなってもなくならないブラキシズム

　ブラキシズムは上下の歯を咬みしめたり，こすりあわせたりするものですが，歯がなくなっても，ブラキシズムの癖はなかなか治りません．

　以前咬みしめる癖があった人は，常に義歯を咬みしめてしまう癖が残っていたりして，義歯がこわれたり，歯ぐきに傷をつくりやすくなります．

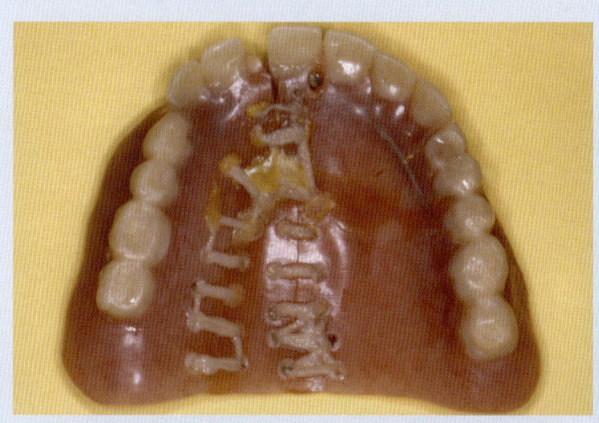

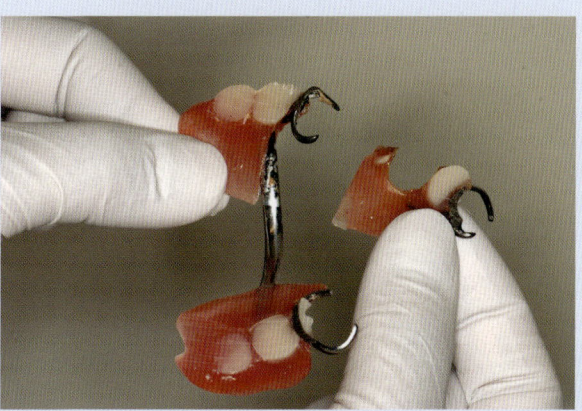

10 日中の咬みしめ（歯牙接触癖—TCH）

●日中，常に歯を咬み合わせている！

歯牙接触癖（TCH：Tooth Contacting Habit）といい，東京医科歯科大学の木野孔司先生が提唱したもので，ブラキシズムのクレンチングのように強い力で咬みしめるのではなく，日中に食事などをしていないときでもずっと弱い力で上下の歯を接触させている状態を指します．このTCHは顎関節症に深く関わっていることが明らかにされてきています．

●リラックスした状態であれば，上下の歯は合わさらない

上下の歯は会話や食事のときには接触しますが，24時間中平均17.5分とほんのわずかな時間です．通常，咬む筋肉や口を開ける筋肉が活動していない状態であれば，上下の歯の間にわずかなすき間が生じます．しかしTCHがある方は常に上下の歯を接触させてしまうため，咬む筋肉が常に緊張した状態となり，長い時間続いた後にはとても疲労してしまいます．

●集中や緊張が引き金になっていることが多い

人間は何らかの作業をする際，軽い緊張が持続することがとても多いと思います．精密な作業，パソコン作業，運転中などです．そんな場面で上下の歯を咬みあわせてしまう癖がTCHです．口の緊張は全身の緊張をリードしています

少し意識してみてください．咬みしめていませんか？

①運転中
②裁縫など細かい作業
③パソコン作業
④料理　など

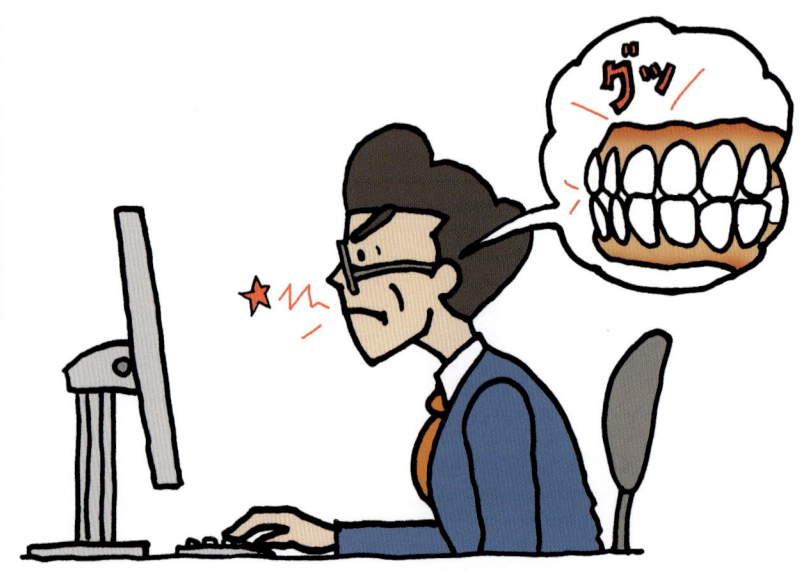

● TCHによるお口の変化や症状

軽く咬みあわせているだけでも，長時間に及べばさまざまな変化が現れます．悪いところがないのに……というときに，意外とこのTCHが原因だったということがよくあります．

> ①舌・頬の圧痕（P22の写真を参照）
> ②舌痛
> ③歯肉の悪化
> ④知覚過敏
> ⑤義歯があたる
> ⑥顎関節症
> ⑦頭痛
> ⑧あごのこわばり
> ⑨肩こり

● TCHへの対処方法（日常行動を変える）

TCHは日中に無意識にしてしまう癖です．寝ているときのクレンチングは止めることは難しいのですが，起きているときであれば，意識して止めることも可能です．ただし，癖はなかなか治らないこともよく知られています．

繰り返し，歯を合わせないように意識しましょう．

> ①唇は閉じて，上下の歯は合わせない．
>   ※安静位空隙…口の周囲の筋肉群がリラックスした状態のときには，上下の歯は接触せず，わずかに隙間ができるのが普通です．この隙間のことを安静位空隙と呼びます．
> ②咬みあわせていることに気づいたら，すぐに離す．
> ③唇やあごなど口のまわりの力を抜く．
> ④緊張時，集中時には姿勢をよくし，肩の力を抜いて，深呼吸する．
> ⑤ストレスをためない．
> ⑥重い物を運んだり，激しい運動をするときには特に注意する．

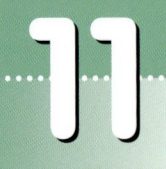

子どもの歯ぎしり・悪習癖

子どもが寝ている間にギリギリと歯ぎしりをしている…….
たまに起きているときでさえ、前歯をこすり合わせている…….
お母さんからそんな心配の声を聞くことがあります.
でも、子どもの歯ぎしりは、それほど珍しいものではありません.

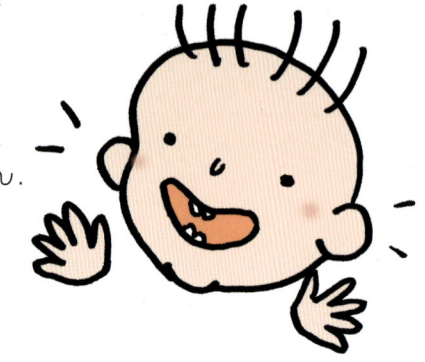

●乳幼児

　赤ちゃんのとき、上下の乳中切歯が生えはじめると、歯ぎしりが起こることがあります.これは生えたての歯が気になったり、あごの位置を決めようとしていたり、その他の成長過程での準備だといわれています.

　赤ちゃんの歯ぎしりは、時期がくれば自然となくなることがほとんどなので、無理にやめさせようとせず、見守りましょう.

●児童・学童期

　一方、3〜12歳ぐらいまでの歯ぎしりは、
・あごがどんどん成長し、永久歯の生えかわり時期である
・寝ているときに体を動かすのと同じようにあごを動かしている
・歯ぎしりが癖になってしまっている
・心配事がある
など、原因はいろいろ考えられます.

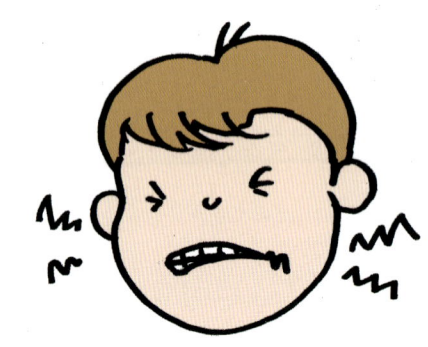

　乳歯は永久歯に比べやわらかいので、すり減り方も早いのですが、筋肉や顎関節には柔軟性があり、症状が出ることは少ないと思われます.

　しかし、大人と同じで、詰め物がはずれやすかったり、すり減りすぎた歯は欠けたりすることもあります.また、あまりにも極度の歯ぎしりは、咬みあわせに問題があったり、あごに影響が出たりすることもあるので、そうした場合には歯科医院で相談しましょう.

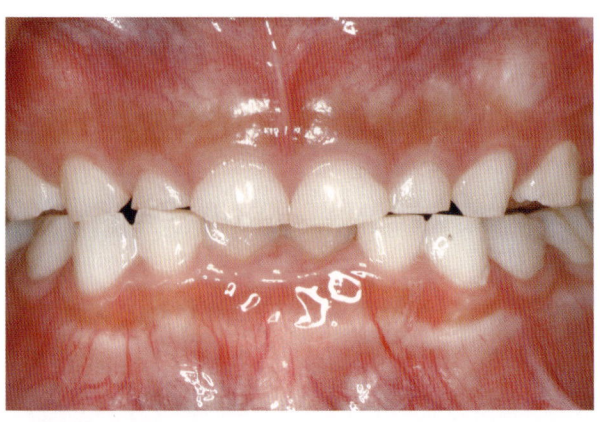

歯がすり減って短くなっていますが、心配する必要はありません.

●思春期

　中学・高校になると，学校での心配事や受験などによるストレスでブラキシズムが起こることもあります．症状としては，むし歯でもないのに歯がしみる，あるいは食事のときにあごが痛いといったものがあります．
　ただ，ストレスの原因が解決すると，まだ治らないほどの癖にはなっておらず，自然におさまることが多いようです．

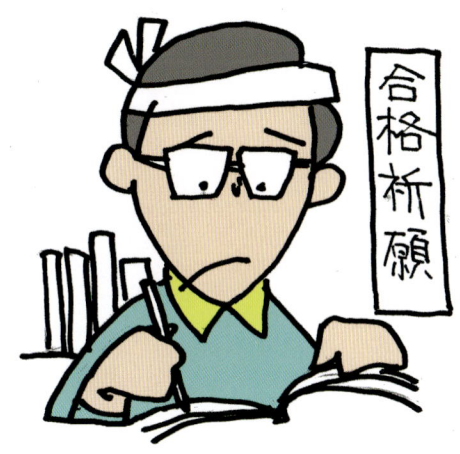

●その他の悪習癖

　以下のような癖は，不正な歯ならびや咬みあわせを生み出す原因となるので，注意しましょう．
・指しゃぶり（幼児期以降）
・口呼吸
・口唇を咬む癖
・弄舌癖（ろうぜつへき）：舌を歯の間に入れたりする癖

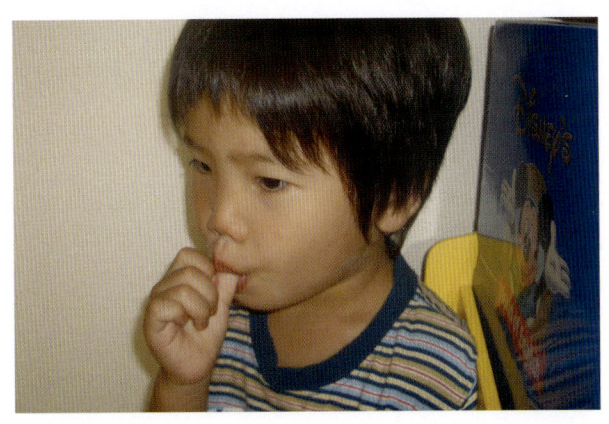
指しゃぶり

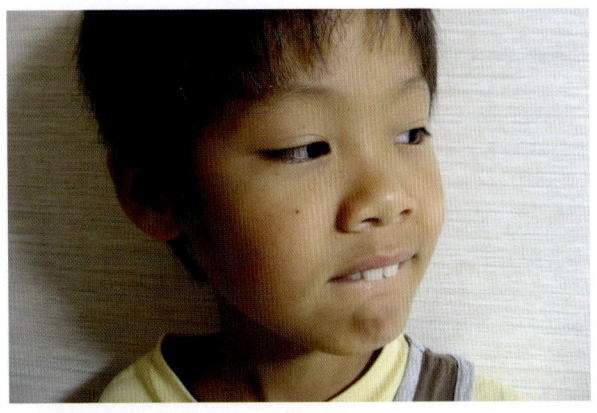
口唇を咬む癖

12 ブラキシズム以外の悪習癖

ブラキシズム以外にも，歯やその周囲の組織に悪影響を及ぼす癖があります．なぜそれが起きたのか，原因をみきわめることが大切です．

●偏咀嚼

片方の歯が悪くなっていたり，欠損を放置していたり，あるいは咬みあわせに問題があったりすることで，片方の側ばかりで食べていると，そちら側に負担がかかりすぎたり，咬みあわせがずれていったり，顔の形が変わったりすることがあります．

きちんと治療をして，左右両側で食べるようにしましょう．

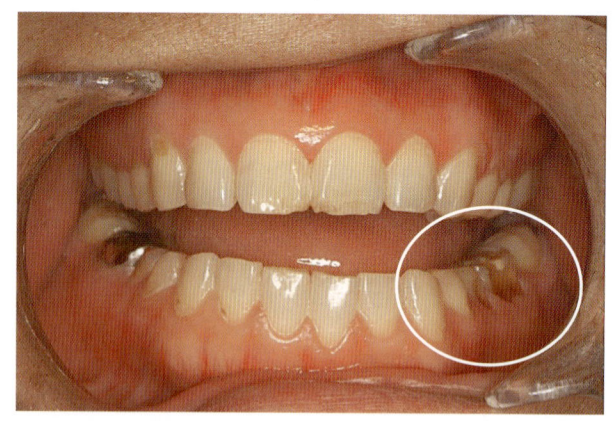

右の冠に違和感があり，長年左でしか物を咬まなくなってしまった結果，左の奥歯だけが異常に擦り減り，歯も欠けてしまっています．咬みあわせも左側が下がってしまっています．

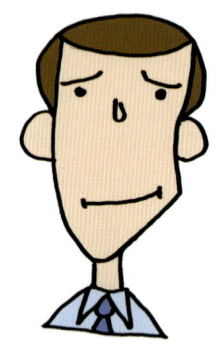

●咬み癖

やわらかい物でも，ものすごく強い力で咬んでしまう人がいます．食物をよく咬むことは大切ですが，度がすぎると歯や歯の周囲の組織に悪い影響がでることがあります．

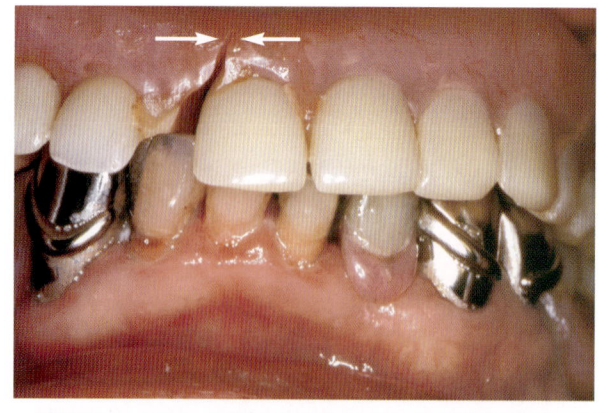
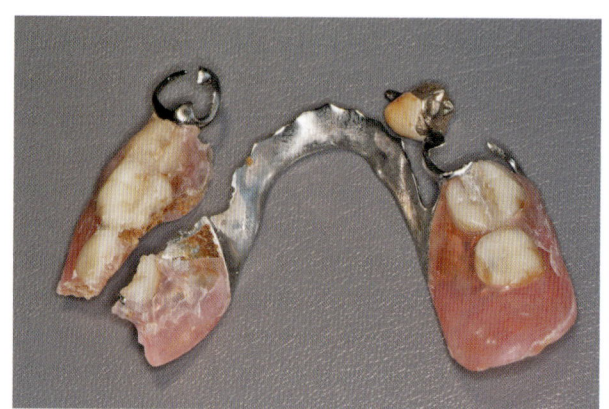

義歯になっても，強い力で咬んでしまう癖があり，冠がはずれて，義歯もバラバラになっています．

●その他の顎関節（あごの関節）に悪い影響を及ぼす習慣

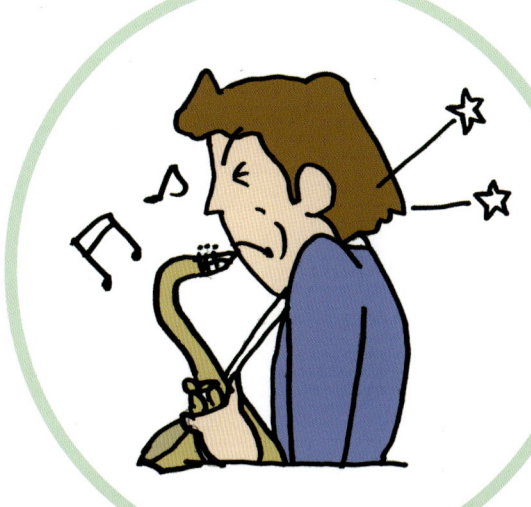

管楽器の長時間演奏

激しいスポーツ時の食いしばり

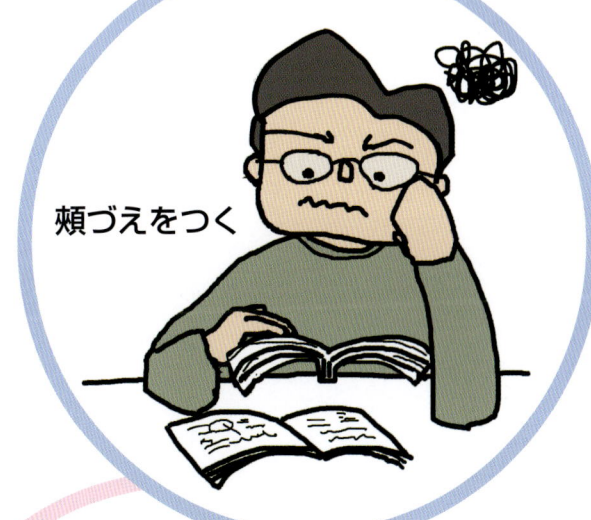

頬づえをつく

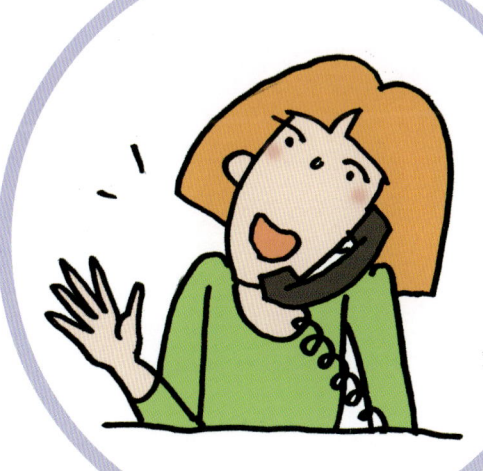

電話を首にはさんで長時間話す

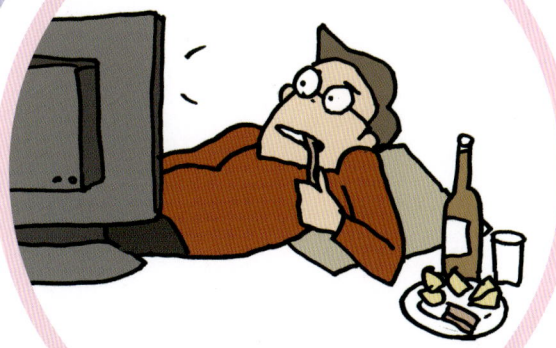

横になってものを食べる

13 ブラキシズムの研究から

　近年，歯科医学の進歩に伴って，むし歯や歯周病についての原因や治療法，予防方法がかなり確立されてきました．しかしながら，歯を失う原因として，むし歯や歯周病に次いで多い「異常な力」に関する研究はまだ進んでいないのが現状です．その「異常な力」の一つとして，歯ぎしりや咬みしめがあると私たちは考えています．

　しかし，むし歯や歯周病とは違って，細菌が原因で起きるのではないことから，研究室で顕微鏡をのぞいても，実態はつかめません．そこで私たちは，歯科医院に通う多くの患者さんのなかで，歯ぎしりや咬みしめをしている方々のデータを詳しく調べて，ブラキシズムに関する研究を行っています．

●研究の流れ

1 患者さんが私たちの歯科医院に来院 → ブラキシズムをしていると診断

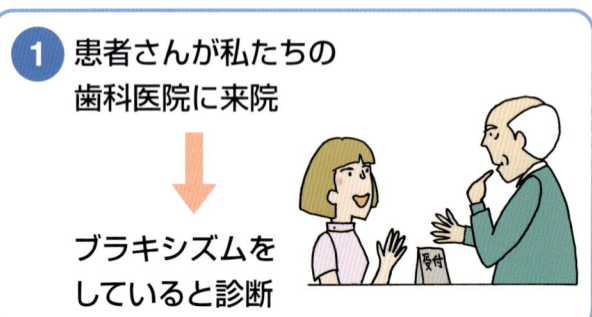

2 非常に多岐にわたる項目を詳細に調べる

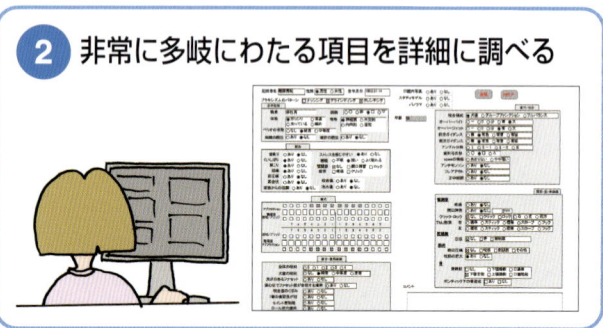

3 データを分析し，研究結果をもとにブラキシズムに対する歯科治療に役立てる

ブラキシズムケースにおける発現要素のオッズ（ブラキシズム群とコントロール群の比較による）

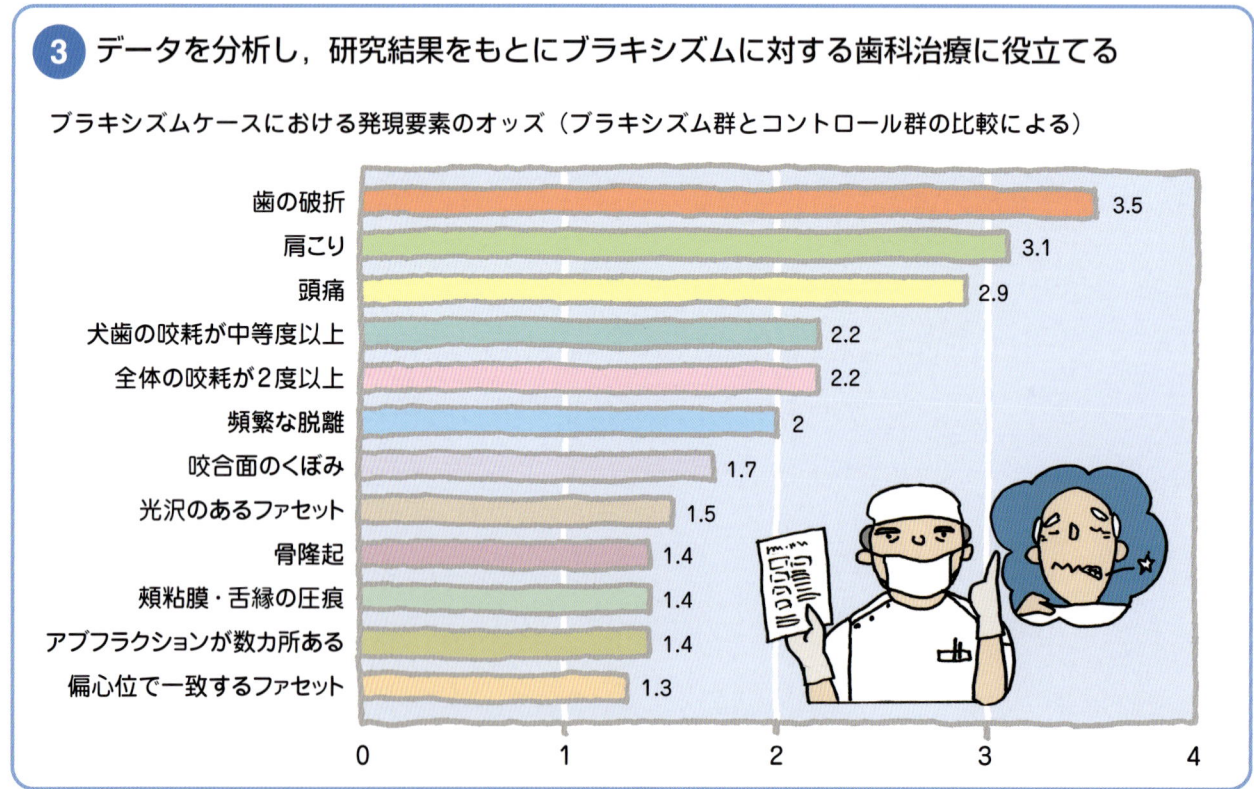

項目	オッズ
歯の破折	3.5
肩こり	3.1
頭痛	2.9
犬歯の咬耗が中等度以上	2.2
全体の咬耗が2度以上	2.2
頻繁な脱離	2
咬合面のくぼみ	1.7
光沢のあるファセット	1.5
骨隆起	1.4
頬粘膜・舌縁の圧痕	1.4
アブフラクションが数カ所ある	1.4
偏心位で一致するファセット	1.3

あとがき

●**患者さんへ**：歯ぎしりや咬みしめの実態や影響をご理解いただけたでしょうか？

　もし，あなたが歯ぎしりや咬みしめをしているならば，あるいはその徴候が認められたならば，目に見えないところに，問題が潜んでいるかもしれません．

　むし歯や歯周病の治療や予防と違って，力の問題の解決は非常に難しい問題です．お口の障害に，歯ぎしりや咬みしめなどの癖が，大きく関連することを十分に認識してほしいのです．

　できるだけ早く，私たち歯科医師や歯科衛生士と一緒に，解決策を見つけてください．

●**歯科医療従事者の方々へ**：ブラキシズムが破壊的な影響を及ぼすことは十分認識されていると思いますが，患者さんの自覚している割合が低いために，ブラキシズムの存在に気づかない場合も多いのではないでしょうか？　わずかな徴候を注意深く見つけ，ブラキシズムを見逃さないことが大切です．

　待合室に本書をおいていただいたり，患者さんへの説明にご利用いただいたりして，患者さんの"気づき"に本書がお役に立つことを願っています．

謝　辞

本書におけるブラキシズムのデータ集積には，以下の歯科医師の方々に
ご協力いただきました．あらためて御礼申し上げます．

●石田博也（石田歯科医院：東京都杉並区）　●金子芳明・金子博明（KANEKO DENTAL OFFICE：東京都中央区）　●岸本英之（岸本歯科クリニック：東京都中央区）　●熊谷真一（くまがい歯科クリニック：静岡県浜松市）　●近藤　保（近藤歯科クリニック：東京都港区）　●笹生宗賢（馬喰町加藤歯科医院：東京都中央区）　●下地　勲（しもじ歯科クリニック：東京都国立市）　●鈴木　尚（ナオ歯科クリニック：東京都中央区）　●高木雅子（上通高木歯科医院：熊本県熊本市）　●千葉英史（千葉歯科医院：千葉県我孫子市）　●野村雄一（野村歯科クリニック：山梨県笛吹市）　●林　康博（林歯科医院：熊本県菊池市）　●牧　宏佳（ナオ歯科クリニック：東京都中央区）　●松田光正（松田歯科医院：熊本県天草市）　●松岡　晃・松岡友輔（松岡歯科医院：神奈川県逗子市）　●宮地建夫（鉄鋼ビル歯科診療所：東京都千代田区）　●森本達也（森本歯科医院：静岡県富士宮市）　●横倉正典（横倉歯科クリニック：栃木県栃木市）　●吉村英則（吉村歯科医院：神奈川県横浜市）　　（敬称略　五十音順）

【著者略歴】

牛島　隆（うしじま　たかし）
1963年　熊本県生まれ
1989年　日本大学歯学部卒業
1994年　現在地にて開業
現住所　〒862-0911　熊本市健軍4-14-10
　　　　牛島歯科医院
　　　　Tel. 096-367-8000
　　　　Fax. 096-367-8122
　　　　E-Mail. usijima@bronze.ocn.ne.jp

栃原秀紀（とちはら　ひでのり）
1959年　熊本県生まれ
1984年　松本歯科大学卒業
1989年　現在地にて開業
現住所　〒860-0807　熊本市下通1-10-28
　　　　栃原歯科医院
　　　　Tel. 096-352-3315
　　　　Fax. 096-352-3767
　　　　E-Mail. tdc3315@bronze.ocn.ne.jp

永田省藏（ながた　しょうぞう）
1955年　熊本県生まれ
1979年　日本歯科大学歯学部卒業
1985年　現在地にて開業
現住所　〒862-0924　熊本市帯山4-57-5
　　　　永田歯科クリニック
　　　　Tel. 096-385-1182
　　　　Fax. 096-386-1638
　　　　E-Mail. s.nagata@sysken.or.jp

山口英司（やまぐち　えいし）
1973年　熊本県生まれ
2000年　九州歯科大学卒業
2006年　現在地にて開業
現住所　〒860-0921　熊本市新外2-2-18
　　　　新外レッツ歯科
　　　　Tel. 096-360-3900
　　　　Fax. 096-243-0882
　　　　E-Mail. info@lets-shika.com

ブラキシズム　第2版
―歯ぎしり・咬みしめは危険！―
ISBN978-4-263-44464-1

2008年 7月10日　第1版第1刷発行
2014年 7月10日　第1版第6刷発行
2016年 3月20日　第2版第1刷発行
2022年10月20日　第2版第5刷発行

著者　牛島　　隆
　　　栃原　秀紀
　　　永田　省藏
　　　山口　英司
発行者　白石　泰夫
発行所　医歯薬出版株式会社

〒113-8612　東京都文京区本駒込1-7-10
TEL.　(03)5395-7637(編集)・7630(販売)
FAX.　(03)5395-7639(編集)・7633(販売)
https://www.ishiyaku.co.jp/
郵便振替番号 00190-5-13816

乱丁，落丁の際はお取り替えいたします　　印刷・三報社印刷／製本・榎本製本

© Ishiyaku Publishers, Inc., 2008, 2016. Printed in Japan

本書の複製権・翻訳権・翻案権・上映権・譲渡権・貸与権・公衆送信権（送信可能化権を含む）・口述権は，医歯薬出版(株)が保有します．

本書を無断で複製する行為（コピー，スキャン，デジタルデータ化など）は，「私的使用のための複製」などの著作権法上の限られた例外を除き禁じられています．また私的使用に該当する場合であっても，請負業者等の第三者に依頼し上記の行為を行うことは違法となります．

JCOPY ＜出版者著作権管理機構　委託出版物＞
本書をコピーやスキャン等により複製される場合は，そのつど事前に出版者著作権管理機構（電話03-5244-5088，FAX 03-5244-5089，e-mail：info@jcopy.or.jp）の許諾を得てください．